中国结核病患者
关怀手册

中国疾病预防控制中心结核病预防控制中心	组织编写
刘剑君	主　审
赵雁林　陈明亭　周　林	主　编
王　前　刘二勇　徐彩红	副主编

人民卫生出版社

·北京·

图书在版编目（CIP）数据

中国结核病患者关怀手册/中国疾病预防控制中心
结核病预防控制中心组织编写．—北京：人民卫生出版
社，2021.6
ISBN 978-7-117-31657-6

Ⅰ．①中… Ⅱ．①中… Ⅲ．①结核病－病人－心理辅
导－中国－手册 Ⅳ．①R52-62

中国版本图书馆 CIP 数据核字（2021）第 096890 号

| 人卫智网 | www.ipmph.com | 医学教育、学术、考试、健康，购书智慧智能综合服务平台 |
| 人卫官网 | www.pmph.com | 人卫官方资讯发布平台 |

中国结核病患者关怀手册

Zhongguo Jiehebing Huanzhe Guanhuai Shouce

组织编写：中国疾病预防控制中心结核病预防控制中心
出版发行：人民卫生出版社（中继线 010-59780011）
地　　址：北京市朝阳区潘家园南里 19 号
邮　　编：100021
E - mail：pmph @ pmph.com
购书热线：010-59787592　010-59787584　010-65264830
印　　刷：三河市潮河印业有限公司
经　　销：新华书店
开　　本：710×1000　1/16　　印张：11
字　　数：158 千字
版　　次：2021 年 6 月第 1 版
印　　次：2021 年 8 月第 1 次印刷
标准书号：ISBN 978-7-117-31657-6
定　　价：46.00 元

打击盗版举报电话：010-59787491　E-mail：WQ @ pmph.com
质量问题联系电话：010-59787234　E-mail：zhiliang @ pmph.com

《中国结核病患者关怀手册》编写委员会

主　审　刘剑君

主　编　赵雁林　陈明亭　周　林

副主编　王　前　刘二勇　徐彩红

编　委　(以姓氏笔画为序)

马皎洁	王　飞	王　前	王　桢	王　健	王　博
王　静	王　嘉	王丽伟	王胜芬	王彦富	王朝才
王新旗	方　群	石　峰	成　君	乔　兵	刘　芳
刘　洁	刘二勇	刘卫平	刘宇红	许　琳	孙定勇
李　玲	李　雪	李小谋	李进岚	邱玉冰	余　芳
沈　鑫	张　帆	张天华	张修磊	张梦娴	陈　伟
陈　闯	陈明亭	陈海峰	陈瑜晖	范月玲	罗　卉
罗兴雄	竺丽梅	周　林	郑建刚	孟庆琳	赵雁林
胡代玉	侯双翼	贺晓新	袁燕莉	徐彩红	高志东
高雨龙	唐　益	黄　飞	梁大斌	蒋轶文	蒋健敏
温文沛	熊　英	潘小晶	潘军航	戴志松	

前 言

随着社会的发展和医学的进步,人们越来越认识到许多疾病的发生是生物学因素、心理因素、社会因素综合导致的结果,即生理、心理和社会因素对人类健康与疾病影响的医学观,也就是生物-心理-社会医学模式。患者关怀体现在给患者提供方便、有效、满意、高质量医疗服务的同时,对患者的需求、权利及价值的关注和关心,既在生活上照顾患者,也在治疗康复方面对患者进行心理咨询、康复、器官功能改善及生活质量提高等专业指导,能够使患者的治疗积极性得到提高,从而推动治疗过程的顺利进行。

2006年,世界卫生组织(WHO)首次出版了《国际结核病关怀标准》(以下简称《关怀标准》),2009年、2014年更新出版了第2版、第3版。《关怀标准》提出,规范各级医疗卫生人员对结核病患者的诊断和治疗管理,减少社会对患者的歧视,增加患者对结核病防治的认识。对结核病患者的关怀,不仅仅体现在医疗卫生人员为患者的诊疗服务上,还包含为患者提供精神的、心理的支持。《关怀标准》对提高结核病患者的发现治疗和管理质量起到了重要作用。

我国是全球30个结核病高负担国家之一,2019年,中国的结核病死亡率首次降至30个结核病高负担国家的末位。然而,全国结核病防治水平和诊疗服务质量发展不平衡,部分医疗卫生人员对结核病防治策略认识不足,结核病检查、诊断不规范,抗结核治疗不合理,肺结核患者的管理不完善。部分基层医疗卫生机构的医生缺乏对结核病的诊疗经验,在结核病的预防性治疗、不良反应的处理等问题上存在种种问题,造成肺结核患者漏诊漏报、诊疗延误或失败。不仅使肺结核患者得不到早期的发现和治疗,恢复劳动生产力,甚至会造成结核病的不断传播。

当前,全面提升各级结核病诊疗服务水平,提高结核病患者诊疗服务质量,实施贯穿"诊""防""治""管""教"全过程和全流程的患者关怀,是我国结核病防治、诊疗和管理工作中的重要内容。为此,根据我国结核病防治工作需要,结合国际结核病关怀标准,中国疾病预防控制中心结核病预防控制中心组织国内结核病防治、临床和社区等方面的专家们,编写了2020年版《中国结核病患者关怀手册》(以下简称《手册》)。《手册》涵盖以下六个方面的内容:结核病患者关怀支持体系;患者诊断及治疗关怀;结核病患者心理支持;结核病营养支持;结核病健康教育;结核病社区关怀等。《手册》可作为各级结核病防治、临床医务人员和基层医疗卫生人员的工具书和培训教材。希望《手册》的出版,能够促进各级各类医疗卫生机构规范结核病的诊断、治疗及管理,提高"以患者为中心"的服务质量和水平。

在《手册》的编写过程中,我们得到了"国家卫生健康委国际交流与合作中心 - 强生战略合作伙伴项目之结核病患者关怀项目"和多位相关领域权威专家团队的支持,但是囿于编者的业务水平,加之时间仓促,诚恳地希望各位读者和专家提出宝贵意见,以便再版时不断完善和提高,也能进一步提高图书质量。

本书编委会

2021 年 6 月

缩 略 语

英文缩写	中文名词
albumin, ALB	白蛋白
ALB	血清白蛋白
Am	阿米卡星
AMC	上臂肌围
Amx	阿莫西林
APP	应用程序
BCG-PPD	卡介菌纯蛋白衍生物
Bdq	贝达喹啉
body mass index, BMI	体质量指数
Cfz	氯法齐明
China HIV/AIDS Media Partnership, CHAMP	中国抗艾滋病媒体联盟
Clv	克拉维酸
Cm	卷曲霉素
C-reactive protein, CRP	C反应蛋白
Cs	环丝氨酸
CT	电子计算机断层扫描
directly observed therapy, DOT	直接面试下督导
Dlm	德拉马尼
EMB（E）	乙胺丁醇
enteral nutrition, EN	肠内营养
FDC	固定剂量复合制剂
Glycaemic Index, GI	低血糖指数
glycosylated hemoglobin, HbA1c	糖化血红蛋白
HGB	血红蛋白

续表

英文缩写	中文名词
HIV/AIDS	人类免疫缺陷病毒感染者/获得性免疫缺陷综合征患者,HIV 感染者/AIDS 患者
INH	异烟肼
Ipm-Cln	亚胺培南-西司他汀
Lfx	左氧氟沙星
LTBI	结核分枝杆菌潜伏感染
LY#	淋巴细胞计数
Lzd	利奈唑胺
MAC	上臂围
malnutrition universal screening tool, MUST	营养不良通用筛查工具
Mfx	莫西沙星
mini nutritional assessment, MNA	微型营养评估
Mpm	美罗培南
NGO	非政府组织
nutritional risk index, NRI	营养风险指数
nutritional risk screening 2002, NRS2002	欧洲营养风险筛查 2002
oral nutritional supplements, ONS	口服营养补充
parenteral nutrition, PN	肠外营养
partial parenteral nutrition, PPN	部分肠外营养
PAS	对氨基水杨酸
PPD	纯蛋白衍生物
Pto	丙硫异烟胺
PZA(Z)	吡嗪酰胺
RFP	利福平
SAS	焦虑自评量表
SDS	抑郁自评量表
SM(S)	链霉素
subjective global assessment(SGA)	主观综合评定法
TB/HIV	结核分枝杆菌/艾滋病病毒

英文缩写	中文名词
the Union	国际防痨和肺部疾病联合会
total enteral nutrition, TEN	全肠内营养
total parenteral nutrition, TPN	全肠外营养
TSF	三头肌皮褶厚度
TST	结核菌素皮肤试验
video observed therapy, VOT	视频面试下督导治疗
WHO	世界卫生组织
WHR	腰臀围比值

目 录

概述

结核病患者关怀核心是医疗卫生服务者在患者就诊、检查、诊断、治疗和管理的全过程为患者提供优质的服务。包括结核病的预防和诊疗服务,对患者的心理疏导关怀,以及对特殊人群和脆弱人群的生活救助等关怀服务。

第一节　患者关怀的意义及内涵

一、患者关怀的意义

结核病是由结核分枝杆菌引起的一种呼吸系统慢性传染病,具有病程长、病情反复和传染性等特点。结核病影响着患者的生存质量和身心健康,其治疗费用给家庭带来沉重的经济负担,同时,结核分枝杆菌的传播对公共卫生造成严重威胁。

临床成功治疗肺结核疾病,不但需要医务人员及时进行确诊并制订合理有效的抗结核化疗方案,还需要肺结核患者能严格遵守医嘱、规律服用抗结核药物和坚持完成整个化疗疗程。治疗依从性是患者在疾病治疗期间遵守医嘱和治疗方案的程度,治疗不依从则是指患者治疗期间不遵守医嘱,擅自停药、减量或加量等不规范服药表现。患者关怀与支持在结核病预防、治疗与护理服务中起着至关重要的作用,患者关怀与支持措施能提高患者治疗依从性、治疗成功率,改善患者治疗体验,提高患者生活质量。

研究发现,抗结核疗效与患者服药依从性之间存在着密切的相关性关系。肺结核相关疾病知晓率低、抗结核药物不良反应发生率高和家庭经济水平差、焦虑、抑郁等心理状况等均是导致患者服药依从性差的重要影响因素。如果没有足够的关怀与支持，相当一部分结核病患者会在计划疗程结束前停止治疗或不规律服药，其治疗成功率明显下降，同时，不规律服药还将导致患者耐药。

二、结核病患者关怀内涵

（一）促进患者身体的康复

医疗卫生机构（包括结核病预防控制机构、结核病定点医疗机构、结核病专科医院等）的医疗卫生人员，对结核病可疑症状者、结核病患者和其密切接触者，按照规范的患者诊断、治疗以及管理工作程序，为患者提供高质量的诊疗服务，使患者获得早期的发现和治疗，促进患者的身体康复。

（二）促进患者心理健康

通过对社会的广泛宣传，让社会大众充分了解结核病病因、诊断及治疗信息，消除对结核病患者的歧视。通过对结核病患者提供人文的关爱减轻患者的精神负担，促进结核病患者生理及心理均恢复健康。

（三）多种形式对患者社会救助

通过民政救助、社会关爱等方式对结核病患者生活、交通等方面，给予补贴和救助，减轻患者和家属的经济负担，帮助结核病患者完成规定的疗程，治愈结核病。

第二节　患者关怀的主要内容

一、结核病诊断及治疗关怀服务

诊断与治疗关怀服务包括内容：疑似结核病患者快捷的就诊服务、患者的精准诊断、结核病的治疗与管理、药品不良反应的观察、治疗依从性的评估与改善，以及患者治疗结果的评价等方面。结核病诊断关怀对象涵盖成人、儿童人群，包括：肺结核患者的密切接触者、结核病发病高危人群、肺结核患者、肺外结核患者。

二、结核病预防关怀

对患者家属等活动结核密切接触者,结核潜伏感染者筛查和结核发病高危人群的预防服药。

三、结核病患者心理支持

心理支持是一种专业性的、以治病和助人为目的的人际互动过程,旨在帮助患者解决心理困难,减少恐惧、焦虑、抑郁等困扰及精神症状,调节对人对事的看法和人际关系,改善非适应行为,促进人格成熟,使之能以更适当、有效的处理方式来处理问题及适应生活,从而达到治疗疾病、促进康复的目的。

结核病患者的心理支持主要包括:心理健康教育、处理对疾病及并发症的多种心理反应(如恐惧、焦虑、抑郁、绝望等),处理对治疗措施(如隔离措施、药物不良反应)的心理反应,纾解因疾病造成的心理压力和提高身体免疫力等。

结核病患者心理支持的服务者:具有心理学背景和资质的心理工作者,具有一定心理支持经验或接受过心理支持培训的医疗服务人员、社区社会工作者。结核病心理支持的服务对象为:结核病患者,结核病患者家属及密切接触者。

四、结核病患者营养支持

结核病和营养之间存在着双向关系,相互影响,互为因果。结核病也可以导致营养风险发生,营养风险未及时纠正,易出现营养相关性疾病,如营养不良、药物性肝损伤、免疫功能低下、肺部感染、电解质紊乱等,从而增加抗结核药物治疗失败的风险。营养对结核的影响表现在:结核病的发生与机体免疫力下降有关,营养不良可能导致营养获得性免疫缺陷综合征,大大增加了个体对疾病感染进展的易感性,从而增加结核病潜伏期发展为活动期的概率。

营养支持涉及内容包括:确诊结核病患者营养风险评估方法、针对性营养干预措施、结核病患者营养治疗处方、重症患者及特殊疾患患者营养管理等。

五、结核病患者人文关怀

通过结核病防治知识健康教育提高大众结核病防治知识知晓率,有病早就诊,预防结核病进一步传播。降低及消除对结核病患者的歧视。为患者提供生活救助关怀,提高治疗依从性。通过对社区卫生服务中心医务人员规范化培训,为结核病可疑症状者提供筛查及转介服务。

第三节　患者关怀参与人群

结核病患者关怀参与的人群是指需要为结核病患者提供服务和接受关怀的所有人群。

主要包括三类人群:

一、医疗卫生服务提供者

指各级各类医疗卫生机构(包括结核病预防控制机构、结核病定点医疗机构、结核病专科医院、其他参与结核病诊治及管理医疗机构)中所有参与结核病可疑症状者、结核病患者和其密切接触者的接诊、检查和管理的医疗卫生服务人员。这类人群需要充分接受国家结核病防治规划的系统培训,掌握国家结核病防治策略和措施,熟悉结核病诊断及治疗的技能。只有这样,才能早期识别和发现结核病患者,使患者获得合理的治疗和管理,提高患者治愈率。该类人群是直接为结核病患者提供诊疗服务,是患者能早期获得治疗和治愈的人群,是提高患者关怀质量的最重要的人群。

二、结核病密切接触者、结核病可疑症状者、结核病患者

该人群需要通过不同形式的健康教育和健康促进活动,以获得结核

病防治的基本知识,了解国家结核病防治的政策,认识结核病对人群的危害等。如果这类人群对结核病有充分的认识和警觉性,就能极大地减少就诊延误,提高肺结核早期发现、增加治疗的依从性。这类人群是结核病患者关怀的目标人群。

三、社会大众

结核病患者关怀需要动员社区和大众的共同参与。在社区和大众中开展结核病防治知识的宣传,能广泛的提高人群中结核病防范意识,营造人文关怀的氛围,减少对患者的社会歧视,并为患者提供关怀支持,让患者对治疗有信心,使其完成疗程,治愈疾病。

第四节 患者关怀工作进展

一、国际结核病患者关怀进展

1993年世界卫生组织(WHO)提出直接面视下督导治疗,2006年在控制结核新战略中首次提出"患者支持与监督",2008年国际防痨和肺部疾病联合会(The Union)开发的《结核病管理:最佳实践的必备指南》(以下简称《管理指南》)中提到"强化期关怀:提高治疗依从性",患者管理人员、医务人员和其他参与结核病关怀服务共同监控患者的病程进展和对直接面视下治疗。

2006年WHO编制《结核病患者关怀标准(第1版)》,2009年WHO出版《结核病患者关怀标准(第2版)》,2014年更新出版了《结核病患者关怀标准(第3版)》(以下简称《标准》)。第3版中包括结核病诊断标准6项、治疗标准7项、HIV及其他复合感染4项、公共卫生领域标准4项。

该《标准》宗旨是为了阐述(公立和私营在内的)所有执业人员在管理结核病患者或疑似患者时应力求达到的一个广为接受的医疗服务水准。《标准》旨在促进所有医疗服务提供者为各个年龄段的结核病患者(包括病原学阳性、病原学阴性;肺结核、肺外结核;敏感结核病、耐药结核病;合并 HIV 感染的结核病患者等)提供高质量的医疗服务。为提高结核病患者病原学检出率,实现结核病患者早诊断、早治疗,《标准》推荐分子生物学检查用于结核病诊断。为规范结核病传染源管理,2013年 WHO《结核病定义和报告框架》中将气管支气管结核纳入肺结核报告范畴。

二、我国结核病患者关怀工作进展

为实现结核病患者早发现规范治疗,我国 1991 年开始先后在部分省市启动了卫生部贷款项目,为涂片阳性的肺结核患者提供免费抗结核药品。从 2001 年起,中央财政每年提供 4 000 万元结核病控制专项经费,用于中西部贫困地区涂片阳性肺结核患者购买免费抗结核药品。从 2005年起,增加了中央转移支付经费,为全国所有非耐药肺结核患者提供免费药品(包括涂片阴性肺结核)。目前结核病防治规划管理的肺结核患者免费内容已涵盖:痰涂片显微镜检查、胸部 X 线检查、一线抗结核药品等,各地利用医保项目不同程度减免了耐药结核病及其他结核病患者住院及门诊治疗费用。

近年来,我国利用各种项目经费开展了多项结核病患者人文关怀经验探索。2003 年 4 月至 2011 年 6 月,中国全球基金结核病项目(第一轮)经费支持,利用非政府组织(NGO)开展结核病心理支持试点,项目覆盖全国 6 个省 20 个县(区),为确诊肺结核患者抗结核治疗期间提供心理疏导。2006 年 10 月至 2012 年 6 月,中国全球基金结核病项目(第五轮)经费支持,开展流动人口结核病防治试点,覆盖全国 29 个省份 75 个地区(市)的198 个县(区),为流动人口中结核病患者提供免费诊断和治疗,为患者提供交通、营养补贴和心理支持。2006 年 10 月至 2012 年 6 月,中国全球基金结核病项目(第五轮)经费支持,开展 TB/HIV 双重感染防治试点,覆盖全国 16 个省份 68 个地区(市)的 143 个县(区),强化结核病与艾滋病防治机构间的合作,落实结核病/艾滋病双重感染患者一站式服务。

在全球基金项目执行期间,探索了与民间组织和多部门合作机制,通过与中国防痨协会、北京国中健康教育所、互满爱人与人、国际防痨和肺部疾病联合会、中国铁道科学研究院节能环保劳卫研究所、中国抗艾滋病媒体联盟(China HIV/AIDS Media Partnership,CHAMP)、中国社区卫生协会等多个民间组织和部门合作,提高了耐多药结核病、TB/HIV 双重感染防治工作水平。与地方妇联、教育等多部门合作,充分利用其直达村级的广泛的机构网络,以有效的人际交流方式开展结核病知识宣传活动。特别是在流动人口、TB/HIV 双重感染和耐多药肺结核防治领域分别与多个民间组织合作开展了形式多样的结核病健康促进和对患者的心理支持工作。通过项目的实施,提升了基层技术人员实施结核病防治规划的能力和水平,强化了流动人口结核病防治、TB/HIV 双重感染防治、耐多药肺结核防治和司法系统肺结核防治。提高了肺结核诊疗水平,加速了我国结核病疫情的下降,为实现我国承诺的联合国千年结核病控制目标奠定了基础。

第二章

结核病患者关怀支持体系

肺结核患者关怀包括对肺结核患者提供及时准确的诊断,精准有效的治疗和适当的治疗支持和关怀。卫生服务提供者在提供个体化患者诊疗服务的同时,必须贯彻公共卫生的基本职责,要对个体和社区高度负责。强有力的政府支持体系和政策是确保提供高质量的结核病患者关怀工作的基础性条件和关键因素。

第一节 患者关怀经费保障

我国将重大公共卫生和基本公共卫生服务专项、基本医疗保险、城乡居民大病保险、城乡医疗救助和社会慈善救助等政策统筹衔接,切实减轻结核病患者的医疗费用负担,避免结核病患者发生灾难性支出,确保结核病患者享有公平可及的结核病诊疗服务。

一、为结核病患者提供免费的基本诊疗服务

充分发挥国家重大公共卫生和基本公共卫生服务专项资金的作用,为结核病可疑症状者和结核病患者提供免费筛查、一线抗结核药品、随访检查和管理,确保所有结核病患者能够享有免费的基本结核病诊疗服务。

(一)为结核病可疑症状者提供免费筛查

对所有到县(区)级结核病防治专业机构就诊的初诊结核病可疑症状者提供免费诊断检查,包括 1 次胸部 X 线检查和 1 次痰涂片检查。肺结核可疑症状者是指具有以下任何一项症状者,包括咳嗽、咳痰≥2 周,咯血或血痰。

（二）为结核病患者提供免费治疗和随访检查

对所有确诊的活动性肺结核患者提供抗结核药物免费治疗和随访检查，主要包括国家规划制订的统一的标准化疗方案所需的一线抗结核药品、注射器、注射用水等；治疗期间结核病患者 2 月末、5 月末和疗程结束提供 3 次痰涂片随访检查，疗程结束时提供 1 次胸部 X 线片检查。

（三）为结核病患者提供治疗管理和健康教育

利用基本公共卫生均等化经费单列可支政策，因地制宜，开发制定相关文件，做好基层医疗卫生机构肺结核可疑症状者的转介，特别是居家治疗的结核病患者的治疗管理和健康教育等工作。

根据患者需求、人力资源条件、技术条件等选择适宜患者的管理方式，可以包括基于医疗机构或者社区和家庭的直接面试下督导（directly observed therapy，DOT）、短信、电话或者视频面试下督导治疗（video observed therapy，VOT）等。例如武汉市肺科医院，将视频程序嵌入医院公众号，患者关注公众号，每次服药后实时上传视频即可，若患者未在程序设定时间内服药并上传视频，系统会自动发送服药短信提醒，以提高患者服药依从性。

医疗保健工作者参照《肺结核患者健康教育处方（2020 年版），从健康生活方式、治疗与康复以及急症处理等几个角度，对结核病患者开展口头或者书面健康教育，这些教育和咨询在治疗强化期结束患者出院时或者每次随访时开展，并且保证健康教育方式和内容符合当地的文化和风俗习惯。

二、多渠道筹资降低结核病患者医疗费用负担

尽管重大公共卫生项目经费为结核病提供了基本的诊疗服务，但是结核病患者的住院治疗、痰菌培养检查、传统药敏检查、新型快速分子生物学检查、治疗耐药肺结核需要的二线抗结核药物、不良反应和并发症的处理等费用均需要患者自行承担，为此，不同地区应根据各自实际情况，充分利用基本医疗保险和城乡居民大病保险报销政策，最大限度提高肺结核患者医疗保障水平，降低患者自付医疗费用负担。利用城乡医疗救

助资助符合条件的贫困结核病患者参保（合），并对其经基本医疗保险和城乡居民大病保险报销后个人难以承担的费用给予资助。各地区根据情况可采取不同的方式，其最终目的是进一步降低结核病患者医疗费用负担，确保患者能够完成全疗程治疗。

（一）将结核病纳入基本医疗保险门诊特殊病种支付范围

结核病属于慢性传染病，疗程较长，普通肺结核的治疗疗程为 6~12 个月，利福平耐药患者治疗疗程可长达 20 个月，甚至更长。普通结核病患者以门诊治疗为主，利福平耐药患者经过 2 个月左右的住院，后续也主要在门诊随访治疗，因此，患者的治疗费用也主要发生在门诊阶段。为有效降低结核病患者门诊诊疗费用，我国部分地区根据其实际情况，相应制定患者基本诊疗服务项目和服务标准，测算并限定合理诊疗费用，将肺结核病纳入全省统一明确的门诊特殊病种（门诊慢病、门诊病种等）支付范围，不设起付线标准，提高报销比例。

（二）将耐药结核病纳入大病保障

根据卫生部等 3 部门《关于做好 2012 年新型农村合作医疗工作的通知》（卫农卫发〔2012〕36 号）要求，各地将耐多药结核病纳入大病保障，对耐多药结核病的实际补偿比例应达到本省（自治区、直辖市）限定费用的 70% 左右，医疗救助基金对于符合条件的困难群众大病的实际补偿比例要达到 20% 左右。同时，要根据《关于开展重特大疾病医疗救助试点工作的意见》（民发〔2012〕21 号）的要求，做好与重特大疾病医疗救助试点工作的衔接。

举例：2020 年云南省医疗保障局印发了《关于做好耐药肺结核医疗保障工作的通知》。政策规定在城镇职工基本医疗保险中执行统筹地住院待遇标准，门诊特殊病起付线与住院起付线分别计算，在一个自然年度内只支付一次起付线，按参保统筹区最高级别医疗机构住院起付标准执行，年度支付限额与住院医疗费用合并计算。在城乡居民基本医疗保险中全省各统筹区起付线统一为 1 200 元，在一个自然年度内门诊特殊病医保基金支付的起付标准单独计算，一个自然年度内只支付一次起付线，支付比例统一为 70%，门诊特殊病的医疗费用与住院医疗费用合并计算封顶线,年度支付限额按各统筹地区基本医疗保险和大病保险住院最高支付限额执行。此外,对于符合条件的耐药肺结核困难对象,在基本医保、大病保险报销后仍有困难的,可根据规定申请医疗救助。

(三)创新肺结核医疗费用支付方式

将结核病纳入基本医疗保险范围,实行按病种付费实行定额管理,也就是指医疗机构在提供结核病诊疗服务过程中,以结核病为计价单位制定相应的定额标准,基本医疗保险统筹基金支付不设起付标准,药品、诊疗项目和服务设施无自付比例。医疗保险支付机构依据结核病定额标准,按照补偿比例给医疗机构付费,医疗机构实际发生费用低于定额标准的,结余部分由医疗机构留用;实际费用超过定额标准的,超出部分由医疗机构承担。超支不补,节约留用。通过实施该政策,能够促进医疗机构建立合理的成本约束机制,有利于规范医疗机构临床诊疗行为,控制医药费用不合理增长,从而减轻患者负担。

举例:2018 年河南省人社厅、省卫生计生委联合下发《关于开展肺结核按病种付费工作的通知》(下文简称《通知》),在全省开展肺结核按病种付费工作,并将肺结核纳入河南省重特大疾病医疗保障范围。要求参保患者患病第一诊断为肺结核(包括初治肺结核、复治肺结核、结核性胸膜炎、单耐药肺结核、多耐药肺结核和耐多药肺结核等 6 个病种),且按照相关病种临床路径开展门诊或住院治疗的,实行按病种付费。关于医疗机构范围。肺结核按病种付费实行定点管理。肺结核定点医疗机构由医保经办机构从卫生健康部门认定的结核病防治定点医疗机构中确定。在定额标准方面,要求肺结核按病种付费实行定额管理,各病种门诊和住院医疗费用按相应的定额标准由基本医疗保险统筹基金和参保人员共同分担。定额标准包括各病种门诊或住院诊疗过程中,按临床路径发生的所有医药费用(国家重大公共卫生项目提供的免费抗结核药品除外)。医疗机构实际发生费用低于定额标准的,结余部分由医疗机构留用;实际费用超过定额标准的,超出部分由医疗机构承担。门诊病种可按治疗时间将定额标准划分为若干费用段定期结算。肺结核患者门诊按病种付费治疗期间因病情变化需住院的,住院期间中止门诊待遇,实行住院按病种付费;出院后继续其门诊按病种付费治疗,直至完成疗程。患者中止门诊治疗期间的相应检查和治疗费用从门诊定额标准内扣除。

第二节　患者关怀能力建设

一、结核病患者关怀服务体系

我国已经逐步形成各级各类结核病防治机构分工协作的工作机制,疾控机构牵头负责管理辖区内结核病防治工作,对开展结核病防控工作的医院、基层医疗卫生机构进行指导、管理和考核,提升疾控机构、医院、基层医疗卫生机构"防、治、管"三位一体的结核病患者关怀服务能力。

(一)疾病预防控制机构

疾病预防控制机构牵头负责管理辖区内结核病患者关怀工作,组织开展肺结核或者疑似肺结核患者及密切接触者的追踪工作,确保每一例肺结核或者疑似肺结核患者及密切接触者都能够得到规范治疗管理;组织开展结核病高发和重点行业人群的主动发现工作,确保结核病诊疗工作的公平性和可及性;疾控机构组织开展结核病防治培训、开展辖区内的结核病实验室进行质量控制,确保辖区内所有结核病患者能够获得高质量的诊断和关怀服务;组织开展结核病防治健康教育工作,提升公众对结核病防治知识的知晓率。(见附录1)

(二)医疗机构

结核病定点医疗机构负责肺结核患者诊断治疗,落实治疗期间的随访检查,确保肺结核患者获得精准、有效的诊疗服务;及时准确报告和登记肺结核患者诊疗信息,为患者提供及时、完整的医疗档案;对传染性肺结核患者的密切接触者进行检查,尽早发现或排除结核病,降低对结核病患者家庭的危害;对患者及其家属进行健康教育,提高其对结核病的认知,增强其战胜疾病的信心,提升患者治疗依从性,从而提高治疗效果。非结核病定点医疗机构负责结核病疫情的报告和结核病患者和疑似患者的转诊,确保结核病患者和疑似患者及时在专业机构获得有效的治疗,避

免或降低其在医院或社区的进一步传播风险。(见附录2)

(三)基层医疗卫生机构

基层医疗卫生机构负责肺结核患者居家治疗期间的督导管理,确保回到社区的结核病患者能够按期完成全疗程服药,并对其提供心理关怀服务;负责转诊、追踪肺结核或者疑似肺结核患者及有可疑症状的密切接触者,确保每一例肺结核或者疑似肺结核患者及密切接触者都能够及时得到诊断,并且在结核病防治专业机构得到规范治疗;对辖区内居民开展结核病防治知识宣传,提升公众结核病核心知识知晓率,从而做到在出现结核病可疑症状后能够及时主动就医,减少社区传播的风险。(见附录3)

二、结核病患者关怀服务能力

全面提升市、县医院诊疗服务能力,基本实现普通肺结核患者诊治不出县,耐多药肺结核患者不出市,确保结核病诊疗服务可及性。

(一)提升结核病实验室诊断能力

提升各级结核病实验室的诊断能力,从而保证结核病诊断病原学阳性率不低于50%,降低误诊率和漏诊率。所有县区级定点医疗机构具备痰培养和分子生物学检测能力;所有地市级以上定点医疗机构具备开展药敏试验、菌种鉴定和结核病分子生物学诊断的能力。

(二)提升结核病患者治疗管理能力

提升各级结核病医疗卫生机构的治疗和管理能力,确保肺结核患者治疗规范性和全程无缝管理。要求各地(市)级和县(区)级结核病定点医疗机构应当设置独立的,符合感染控制要求的结核病诊疗科室和检查室,从而确保诊疗服务可及性,降低院内感染风险。

(三)稳定的专业队伍

各地应当根据防治工作任务需求,落实卫生防疫津贴政策,对工作期间患结核病的防治人员给予治疗并依法给予相应的工伤或抚恤待遇。各级疾病预防控制机构要确保结核病防治专业人员数量;设在综合医院的结核病定点医疗机构,配强配齐结核科医护人员,保持人员相对固定,减少人员流动性,提高奖金福利等待遇,确保不低于同级别人员收入水平。

基层医疗卫生机构依托基本公共卫生项目经费适当给予从事传染病防治人员补贴。

三、加强结核病患者关怀从业人员培训

医务人员培训采用逐级培训的形式。培训内容上,包括同行间培训、与患者沟通的技巧、实验室诊断技能、规范诊疗、各种结核病依从性干预措施等。培训形式上,可依托住院医师和全科医师培训项目,也可以利用远程医疗和远程教育网络。通过对医务工作者的培训,能够提高患者的治疗依从性,降低患者死亡和丢失率,并且有助于减少医务工作者对患者可能存在的歧视。

第三节 患者社会救助

一、医疗救助

对于发生高额医疗费用,经基本医疗保险、大病保险及各类补充医疗保险、商业保险报销赔付后,自付合规医疗费用超过家庭承受能力,基本生活出现严重困难的重病患者,发挥医疗救助和其他补助的制度合力,切实降低患者自付比例。医疗救助的对象主要包括无劳动能力且既无法定抚养人又无经济来源的"三无人员";参加基本医疗保险但个人负担医疗费用困难的城市贫民;享受城市居民最低生活保障待遇家庭中丧失劳动能力的结核病无业人员,60周岁以上的伤病无业老人和16周岁以下的伤病未成年人;伤残军人、孤老复员军人及孤老烈属等以及其他经过各种救助仍有困难自负医疗费用的特困人员。通过医疗救助保障困难的结核病患者的基本医疗权益,避免患者家庭发生灾难性支出而因病致贫返贫。

二、生活交通补助

为患者提供物质支持能够缓解患者因疾病所导致的直接或者间接的经济损失,能够提高患者治疗依从性。物质支持包括餐食、食品券、营养

品,可通过减少营养不良,促进免疫功能提升而改善患者治疗转归。其他物质支持包括物质激励、交通补贴、生活补贴、住房补贴或完成治疗后获得的经济奖励,这些支持用以补偿患者或其照顾者获取医疗服务的间接花费,以及减轻由于疾病带来的收入损失。尼日利亚的一项研究显示,每月为服用一线抗结核药物的患者提供15美元的资金支持,连续支持6个月,可明显提高患者的治疗成功率,降低患者失访和治疗失败率。印度结核病防治规划中明确指出,给予结核病患者每人每月1 000卢比的资金支持,用于提供患者患病期间的营养支持,并且减少疾病带来的灾难性支出发生率。

三、贫困患者救助

开发动员社会力量广泛参与,发动教育、民政、工会、共青团、妇联、红十字会、工商联、扶贫办等部门共同参与制定针对贫困结核病患者的优惠政策,如费用减免、专项补贴、精准扶贫等,广泛联络企业、基金会、慈善组织和志愿者参与救助政策落实,加强对贫困患者的关怀和生活救助、爱心帮扶、情感支持、临终关怀等工作,将政府救助与社会关爱相结合。

第四节　建立全社会反歧视文化机制

要充分发挥新闻媒体作用,加大结核病防治公益宣传力度,利用已开展的百千万志愿者结核病防治知识传播行动,大力发展志愿者,向全社会普及结核病相关知识,营造不歧视病患和康复者的社会氛围,建立全社会反歧视文化机制,努力形成人人享有平等公共卫生服务的理念,提升整个社会的包容性,给病患以人格上的平等和就医、就业、入学等合法权益,给予他们更多的人文关怀。

一、社区反歧视

社区应当以人为本,减少社区工作人员对结核病的恐惧,消除对结核病患者的歧视,为结核病患者提供更多的关心,及时了解结核病患者的生活和心理需求。

二、单位反歧视

卫生行政、民政、人力资源社会保障、财政等部门要认真落实社会保障政策,加强相关医保政策、社会救助等政策衔接,做好职业相关培训,确保结核病患者与普通人群享受同等就业机会。公司/企业的政策和守则要依照国家法律制定,提供公平合理的工作机会,在公司/企业在聘用、报酬、培训、升迁、解聘等事项上不能存在歧视内容或行为,并为患者提供法律支持。

三、学校反歧视

依据《学校结核病防控工作规范(2017 版)》《学校结核病防控指南》,教育、卫生等部门要密切配合,按规定做好结核病患者休、复学/课管理。

患者诊断及治疗关怀

结核病是呼吸道传染病,活动性肺结核患者是结核病的传染源。早发现、早治疗、治愈结核病患者不仅可以控制结核病的传播,还可消除病灶对患者机体进一步损害,让患者恢复正常的工作和生活。落实患者高质量的诊断及治疗服务,是结核病患者关怀最重要的环节。患者诊疗关怀涵盖:结核病可疑症状者筛查、结核病精准诊断、结核病规范治疗、结核病发病高危人群抗结核预防治疗。

第一节 可疑症状者筛查

一、肺结核可疑症状及筛查意义

肺结核最常见的症状为咳嗽、咳痰或咯血,部分患者可伴有低热、盗汗、乏力和消瘦等结核病中毒症状。

1. 患者症状 肺结核一般起病缓慢,咳嗽、咳痰是最常见的临床症状,发热占新肺结核患者约 50%,一般低热体温在 37.5℃左右。此外如伴有肺外结核可有相应症状。病变累及胸膜时可引起胸痛,有时与呼吸动作有关,常见为背疼,当病变广泛占据有效呼吸面积时或阻塞气管、支气管可引起呼吸困难等症状。月经失调也是结核病的中毒症状之一,有 2/3 中青年女性肺结核患者常有月经过少、经期后延或闭经。在病程早期或病变较轻时也可以有月经量增多。少数患者可有过敏表现如结节性红斑、疱疹性结膜炎或关节疼痛等结核风湿症表现。

2. 患者体征 肺结核患者早期肺部体征不明显,当病变为大叶性干酪性肺炎时,局部叩诊呈浊音,听诊可闻及管状呼吸音,有空洞合并感染或合并支气管扩张时,可闻及干或湿性啰音。少部分患者延误诊治时间较长或合并一侧肺不张时,可表现气管向患侧移位,患侧胸廓塌陷、肋间隙变窄、叩诊为浊音或实音、听诊呼吸音减弱或消失;健侧胸廓饱满、肋间隙增宽、叩诊为过清音等。当病情严重时,患者除呼吸系统体征外,还可表现面色萎黄,结膜、甲床和皮肤苍白,消瘦等相应部位体征。

当肺结核合并结核性胸膜炎时,早期于患侧可闻及胸膜摩擦音,随着胸腔积液的增加,患侧胸廓饱满,肋间隙增宽,气管向健侧移位,患侧叩诊呈浊音至实音,听诊呼吸音减弱至消失。当积液吸收后,若有胸膜增厚、粘连,则气管向患侧移位,患侧胸廓可塌陷,肋间隙变窄、呼吸运动受限,叩诊为浊音,听诊呼吸音减弱。

3. 筛查意义　对所有不明原因咳嗽、咳痰 2 周或以上的肺结核可疑症状者,应该及时进行肺结核的筛查。虽然咳嗽、咳痰症状不是肺结核所特有,在任何累及呼吸系统的疾病都可能出现咳嗽症状,但是长时间的咳嗽增加了患肺结核的可能性,并被多数国家指南采纳作为结核病筛查的对象,特别是在结核病中、高流行地区。

咳嗽时间与痰涂片阳性检出率呈正相关,主动询问患者的咳嗽情况能提高肺结核病例发现。来自印度、阿尔及利亚和智利的数据显示咳嗽持续时间与痰涂片阳性检出率呈正相关。然而,这些研究还表明即使在咳嗽时间比较短的患者中也存在较多的结核病患者。印度的一项评估显示,以咳嗽 ≥ 2 周为标准对患者查痰,与咳嗽超过 3 周标准相比,虽然阳性检出率有所降低,工作量有所增加,但发现的结核病病例数明显增加。同时,主动询问就诊患者的咳嗽情况能提高肺结核病例发现;在那些经询问才说出自己咳嗽 ≥ 2 周的患者当中,痰涂片阳性率低。

并不是所有肺结核可疑症状者都得到了肺结核早期筛查。这些疏忽致使肺结核诊断延迟。多项研究和调查发现,在结核病高疫情国家并不是所有肺结核可疑症状者都得到了肺结核早期筛查。国内一组肺结核诊断方式调查资料显示,肺结核患者中有 55.6% 的患者咳嗽大于 4 周以上才被发现,致使大部分肺结核诊断延迟,造成结核病病情进一步加重,传播时间延长,增加了结核病疫情的控制难度,给患者个人和家庭以及社会带来不利的影响。

因此,应提高对肺结核的认识和警惕,把肺结核可疑症状者作为患结核病主要可能疾病来考虑,常规进行肺结核相关检查,减少肺结核漏诊和诊断治疗延误,及时发现和治愈肺结核,切断传播途径,最大限度地减少传染。

二、肺结核可疑症状筛查方式

1. 建立结核病咨询服务站　乡镇卫生院/社区卫生服务中心、村卫生室/社区卫生服务站要设立结核病咨询服务站(可结合艾滋病咨询检测室共同开展),一个社区至少安排 1 名工作人员(可兼职),为前来咨询群众提供最基本的结核病症状筛查、诊断技术和答疑服务(图 3-1)。

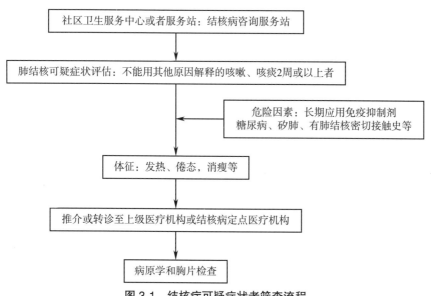

图 3-1　结核病可疑症状者筛查流程

2. 因症就诊患者筛查　多项研究均表明,因症就诊是社区(乡村)医生发现结核病可疑症状者的最主要方式,患者首诊为社区(乡村)卫生服务中心的比例约为 60%。2010 年第五次全国结核病流行病学调查发现,结核病患者首诊结核病定点医疗机构比例仅 6.9%。

我国杨利平等通过对乡镇卫生院门诊医生、综合医院内科医生、乡村医生及个体开业医生进行有关结核病知识的培训,将因症就诊于内科门诊的可疑肺结核症状者推荐至结核防治机构进一步诊断,研究发现,登记肺结核可疑症状者登记 2 855 例,转诊 1 701 例(59.6%),发现活动性肺结核 364 例(21.4%),其中涂阳肺结核病患者 235 例,检出率为 13.8%。

规范社区肺结核可疑症状筛查流程,提高结核病可疑症状者筛查质量可提高肺结核患者早期发现。患者出现结核病可疑症状后,如咳嗽、咳痰、咯血、发热、胸痛等,前来社区卫生服务中心或卫生院就诊,社区医生根据症状和辅助检查结果诊断为可疑结核病症状者,推荐至上一级医疗机构或转诊至县级结核病定点医疗机构进一步确诊。

3. 重点人群主动筛查　肺结核患者可无症状或症状隐匿而导致诊断延误。肺结核病的临床症状多种多样,轻重不等,部分患者可无症状或症状隐匿而导致诊断延误。国内一组资料显示,在入院已确诊的新肺结核患者中有 22.3% 无咳嗽、咳痰症状,是因其他病症发现肺结核。2010年第四次全国结核病流行病学抽样调查中,在新发现的肺结核患者中,43.1% 的患者没有结核病可疑症状。

对于结核病高危人群或重点人群采取定期的主动筛查,是对无症状或症状隐匿的肺结核患者早期发现的主要措施。

我国结核病防治规划推荐重点筛查对象:

(1) 病原学检查阳性肺结核患者的密切接触者:为病原学阳性肺结核患者密切接触者,指与新登记的病原学阳性的肺结核患者直接接触的人员,包括患者的家庭成员、同事和同学等。

社区卫生服务中心或者服务站对新登记的病原学阳性肺结核患者需进行有关密切接触者检查重要性的宣传教育,并询问与病原学阳性肺结核患者密切接触的家属及非家属的基本信息,及时登记在“病原学阳性肺结核患者密切接触者登记本”上。

密切接触者的检查一般由结核病定点医疗机构承担,也可由符合条件的社区卫生服务中心承担。

活动性肺结核密切接触者筛查方法：

1）对0~14岁儿童有肺结核病可疑症状者由结核病定点医疗机构首先进行PPD检查，PPD硬结平均直径≥15mm或有水泡等强烈反应者由结核病定点医疗机构或符合条件的社区卫生服务中心拍摄胸部X线片及进行病原学检查。

2）≥15岁有肺结核可疑症状者由结核病定点医疗机构拍摄胸部X线片及进行病原学检查。

（2）HIV感染者和AIDS患者

1）对新报告的HIV感染者和AIDS患者，无论有无结核病可疑症状均进行结核病检查；

2）对随访的HIV感染者和AIDS患者，每年至少为其安排一次结核病检查；

3）对随访的HIV感染者和AIDS患者进行常规的结核病可疑症状问卷筛查，症状筛查阳性时进行结核病检查。

如艾防机构自身不具备结核病检查能力，须转介到结核病防治机构进行结核病检查。检查内容包括结核病病原学检查和胸部X线检查。

（3）65岁以上老年人：社区卫生服务中心或者服务站在开展年度老年人体检等工作时，应对所有对象开展肺结核可疑症状的询问，将发现的肺结核可疑症状者集中推荐并督促其到结核病定点医疗机构接受检查。

1）在进行老年人生活方式和健康状况评估时，应对所有对象开展肺结核可疑症状的询问。

2）如果有结核病可疑症状，则应在辅助检查环节增加免费X线胸部检查。有条件的地区，每年一次对所有老年人服务对象提供免费X线胸部检查。

3）X线检查发现异常者，进行疑似肺结核患者报告。

4）对疑似患者开展转诊前的健康教育。开具三联转诊单，转诊至当地结核病定点医疗机构定诊。

（4）糖尿病患者：社区卫生服务中心或者服务站在开展糖尿病患者定期随访时，应对所有对象开展肺结核可疑症状的询问，发现的肺结核可疑症状者督促其到结核病定点医疗机构接受检查。

1）在询问糖尿病患者上次随访到此次随访期间的症状时，应对所有对象开展肺结核可疑症状的询问。

2）如果有结核病可疑症状，则应在辅助检查环节增加免费的X线胸部检查。有条件的地区，每年一次对所有糖尿病服务对象提供免费X线胸部检查。

3）X线检查发现异常者，进行疑似肺结核患者报告。

4）对疑似患者开展转诊前的健康教育。开具三联转诊单，转诊至当地结核病定点医疗机构定诊。

（5）其他重点人群：如既往结核病患者、尘肺病等患者。

三、可疑症状者评估及推介流程

1. 肺结核可疑症状者评估　评估肺结核可疑症状者时要全面综合考虑，既要包含症状体征和结核病的危险因素，又要进行必需的痰菌和X线检查。

临床上常见的结核病危险因素包括：与排菌患者有密切接触史，职业暴露，长期吸烟、居住环境拥挤如监狱等，医院内感染，既往淋巴结结核，胸膜炎等肺外结核病史，基础性疾病，包括糖尿病、硅肺、大剂量或长期使用激素、HIV/AIDS、慢性营养不良、肾功能不全、甲状腺功能减退、恶性肿瘤、精神病、病毒感染等。

在考虑到是否存在结核病的危险因素可加重或促发肺结核进程的同时，又要排除具有相同症状和体征的非肺结核疾病。具体评估的程序及方法为：首先要从门诊就诊的患者中筛查，通过主动询问方式找出肺结核可疑症状者及结核病的高危人群，进行痰检和胸部X线检查，在痰检阴性胸片异常时，需进行有关检查除外与肺结核影像相类似的肺部疾病，必要时进行诊断性治疗，以明确诊断；其次也可通过平常健康体检或其他主动筛查方式发现。

为了识别出肺结核可疑症状者,社区卫生服务中心或者服务站的卫生工作者应保持对肺结核的高度警觉,向每一位就诊的患者询问以下问题:

- 是否咳嗽、咳痰?
- 如果一个患者说他"有",则应继续询问:
- 咳嗽、咳痰有多长时间了?
- 痰中有血吗?
- 是否有其他疾病

2. 肺结核可疑症状者推介或转诊流程　社区卫生服务中心或者服务站的卫生工作者应对发现的肺结核可疑症状者进行登记并开展正确的健康教育,以提高可疑症状者的到位率。社区卫生服务中心或者服务站推荐方法有:

(1)村医直接推荐到结核病定点医疗机构:对辖区内前来就诊的居民或患者,如发现有慢性咳嗽、咳痰≥2周,咯血、血痰,或发热、盗汗、胸痛或不明原因消瘦等肺结核可疑症状者,填写"双向转诊单",推荐其到结核病定点医疗机构进行结核病检查。1周内进行电话随访,看是否前去就诊,督促其及时就医。

(2)村医先推荐到社区卫生服务中心筛查、再转诊:对路途遥远、交通不便的农村地区,可以利用基本公共卫生服务项目,由乡村医生或村干部先推荐肺结核可疑症状者到社区卫生服务中心,由社区卫生服务中心采用 X 线进行免费初筛,发现的 X 线异常者再进行转诊的方式。

(3)集中推荐:社区卫生服务中心或者服务站在开展年度老年人体检,以及糖尿病、高血压病、HIV/AIDS、尘肺病等慢性病患者定期随访时发现的多位肺结核可疑症状者,在进行登记后,可以集中一次或几次进行转诊推介,督促其到社区卫生服务中心或结核病定点医疗机构接受检查。

四、结核病可疑症状者筛查及转介流程（图 3-2~ 图 3-4）

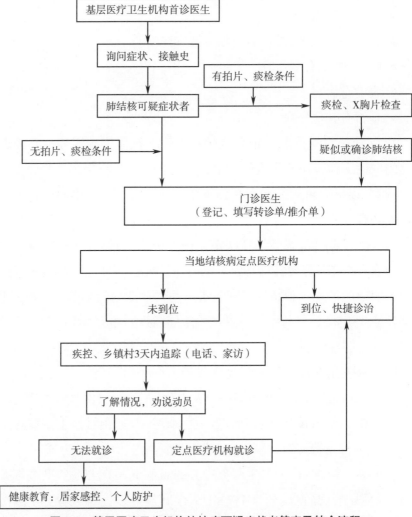

图 3-2　基层医疗卫生机构结核病可疑症状者筛查及转介流程

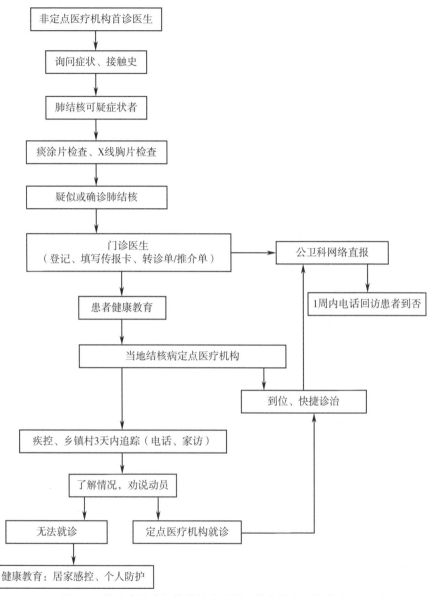

图 3-3　非定点医疗机构结核病可疑症状者筛查及转介流程

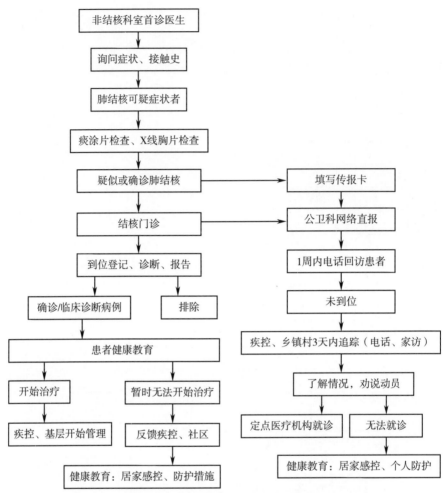

图 3-4 定点医疗机构内结核病可疑症状者筛查及转介流程

第二节 患者诊断

一、提供便捷就诊服务

多数非耐药结核病患者在县级结核病定点医疗机构可以满足诊断及治疗条件,疑难诊断患者、重症患者、耐多药结核病患者需要转诊至省市级结核病定点医疗机构进一步诊断及诊疗。为患者提供便捷的就诊方式,可以缩短患者确诊时间,实现结核病患者早诊断、早治疗。

1. 实现县级医疗机构与省市级医疗机构一体化诊疗服务 县级机构与省市及医疗机构之间转诊患者时,应将原就诊机构患者的所有诊断及治疗信息转至要转诊的机构。机构之间患者实验室检查及影像等检查信息应相互认可,尽可能避免患者重复检查,缩短定诊时间。

2. 简化诊断流程,缩短定诊时间 与患者确诊直接相关的检查,如病原学检查、影像学检查应缩短检查时间。充分利用分子生物学检查技术,提高病原学检出率,缩短检查时间。CT、磁共振等大型医疗检查,对于疑难诊断患者、危重症患者,简化预约程序,缩短候检时间、检查后出报告时间。

二、结核病患者的精准诊断

结核病为呼吸道传染病,活动性肺结核是结核病播散的主要传染源,研究发现 1 名传染源平均可传染 15 名健康人,传染主要发生在未被发现及治疗之前,患者诊断后接受抗结核药品治疗 2 周左右,其传染性就可显著降低。早发现、规范治疗肺结核患者是结核病防治最有力的措施。

(一)强化病原学检查,落实结核病患者早期诊断

诊断延误是患者不能早期诊断的主要原因。诊断延误原因,主要包括两方面:患者因各种原因未及时就诊,如经济困难等;医务人员诊断能力不足导致诊断延误。许多研究发现,医务人员能力不足是患者诊断延误的主要因素。《肺结核诊断》(WS 288—2017)(以下简称"新标准")将肺结核分为:疑似患者、临床诊断患者、确诊患者。痰标本或肺灌洗液标本,涂片显微镜检查、结核分枝杆菌分离培养检查、结核分枝杆菌核酸检查阳性为确诊患者。肺结核为呼吸道传染病,其临床症状、胸部影像学改变与许多呼吸系统疾病不易鉴别;病原学检查确诊是最准确,也是最简单的诊断方式。

2019 年世界卫生组织《全球结核病报告》评估,2000 年以来全球病原学阳性肺结核患者占比约 60%。我国结核病监测数据显示 2018 年为37.4%,2019 年为 47.9%,与全球平均水平还有较大差距。"新标准"实施质量专题调查发现,96.0% 评估现场可以开展结核分枝杆菌分离培养,

60.0% 现场能开展结核分枝杆菌分子生物学检查,但评估现场痰标本不合格率达 40.0%。文献报道,高质量痰标本涂片显微镜检查阳性率可达 62%,不合格痰标本(唾液)阳性率仅 1%。重视结核病病原学检查,提高患者送检痰标本的质量,是实现肺结核患者早发现、精准诊断的关键。

结核病患者送检痰标本前应进行规范培训(图 3-5),指定专人现场指导患者留标本,发现不合格痰标本应及时让患者重新送检。医疗机构痰标本合格率不低于 80%。黏液痰、脓痰、血痰(唾液为不合格痰标本)

(二)提高病原学阴性肺结核诊断质量

肺结核基本病变包括渗出、增生、干酪样坏死、空洞、纤维化和钙化等类型。渗出、干酪样坏死、空洞病变含结核分枝杆菌多,痰标本病原学阳性检出率相对较高;纤维化、钙化病变组织含菌量少,痰标本病原学阳性检出率相对较低。尽管我们强调重视病原学检测,提高登记肺结核患者病原学阳性率,但病原学阴性肺结核是无法回避、客观存在的患者,是临床诊断工作一大难点。

调查发现,我国许多地区病原学阴性肺结核诊断依据主要是胸部影像学检查结果。胸部影像学诊断的正确率与医生的临床经验密切相关,不典型病变误诊率更高。要提高病原学阴性肺结核诊断质量,需严格执行"新标准"中肺结核临床诊断患者必须具备的诊断依据,遵照《结核病预防控制工作技术规范》中病原学阴性肺结核诊断质量控制要求开展工作,每个县建立病原学阴性肺结核诊断小组,病原学阴性肺结核需经诊断小组讨论后定诊。病原学阴性肺结核诊断依据符合率达 90%。

(三)结核病诊断

结核病分肺结核及肺外结核,病原学及病理学检查是结核病确诊的依据。

1. **肺结核** 指结核病变发生在肺、气管、支气管和胸膜等部位。

分为以下 5 种类型:

(1)原发性肺结核:包括原发综合征和胸内淋巴结结核(儿童尚包括干酪性肺炎和气管、支气管结核)。

(2)血行播散性肺结核:包括急性、亚急性和慢性血行播散性肺结核。

痰标本留取示意图

① 留痰区域：远离人群的开放空间或负压留痰室。

② 清洁口腔：用清水漱口，保证口腔内无异物，如戴有义齿请取出。

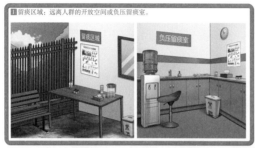
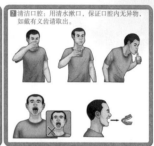

③ 收集痰标本。

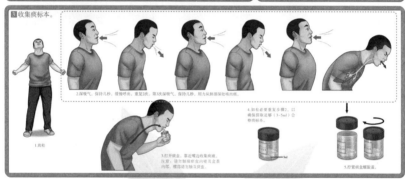

④ 检查：将痰盒交给医务人员，医务人员核对标签姓名，在光线充足条件下确认痰标本质量合格。

⑤ 如有问题请用新痰盒重新留取。

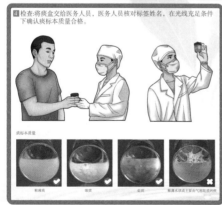
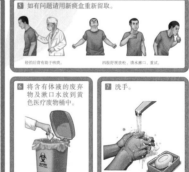

中国疾病预防控制中心　　结核病预防控制中心　　文件编号:NRL–POSTER–SC–2019
国家结核病参比实验室

图 3-5　痰标本留取示意图

（3）继发性肺结核：包括浸润性肺结核、结核球、干酪性肺炎、慢性纤维空洞性肺结核和毁损肺等。

（4）气管、支气管结核：包括气管、支气管黏膜及黏膜下层的结核病。

（5）结核性胸膜炎：包括干性、渗出性胸膜炎和结核性脓胸。

2. 肺结核诊断原则及标准　肺结核的诊断是以病原学检查为主，结合胸部影像学、流行病学和临床表现、必要的辅助检查及鉴别诊断，进行综合分析作出的。按照《肺结核诊断》（WS 288—2017），肺结核分确诊病例、临床诊断病例和疑似病例。

（1）确诊病例

1）痰涂片阳性肺结核诊断：凡符合下列项目之一者：

①2份痰标本涂片抗酸杆菌检查阳性。

②1份痰标本涂片抗酸杆菌检查阳性，同时胸部影像学检查显示与活动性肺结核相符的病变者。

③1份痰标本涂片抗酸杆菌检查阳性，并且1份痰标本分枝杆菌培养阳性者。

2）仅分枝杆菌分离培养阳性肺结核诊断：胸部影像学检查显示与活动性肺结核相符的病变，至少2份痰标本涂片阴性并且分枝杆菌培养阳性者。

3）分子生物学检查阳性肺结核诊断：胸部影像学检查显示与活动性肺结核相符的病变，仅分枝杆菌核酸检测阳性者。

4）肺组织病理学检查阳性肺结核诊断：肺组织病理学检查符合结核病病理改变，肺组织抗酸（荧光）染色或分子杆菌核酸检测阳性。

5）气管、支气管结核诊断：凡符合下列项目之一者：

①支气管镜检查镜下改变符合结核病改变及气管、支气管组织病理学检查符合结核病病理改变者。

②支气管镜检查镜下改变符合结核病改变及气管、支气管分泌物病原学检查阳性者。

6）结核性胸膜炎诊断：凡符合下列项目之一者：

①胸部影像学检查显示与结核性胸膜炎相符的病变及胸腔积液或胸

膜病理学检查符合结核病病理改变者。

②胸部影像学检查显示与结核性胸膜炎相符的病变及胸腔积液病原学检查阳性者。

注:胸部影像学检查显示与活动性肺结核相符的病变指:与原发性肺结核、血行播散性肺结核、继发性肺结核、结核性胸膜炎任一种肺结核病变影像学表现相符。

(2)临床诊断病例:结核病病原学或病理学检查阴性,胸部影像学检查显示与活动性肺结核相符的病变,经鉴别诊断排除其他肺部疾病,同时符合下列条件之一者:

1)伴有咳嗽、咳痰、咯血等肺结核可疑症状者。

2)结核菌素试验中度以上阳性或 γ- 干扰素释放试验阳性者。

3)结核分枝杆菌抗体检查阳性者。

4)肺外组织病理检查证实为结核病变者。

5)支气管镜检查镜下改变符合结核病改变者可诊断为气管、支气管结核。

6)胸腔积液为渗出液、腺苷脱氨酶升高,同时具备结核菌素试验中度以上阳性或 γ- 干扰素释放试验阳性或结核分枝杆菌抗体检查阳性任一条者,可诊断为结核性胸膜炎。

7)儿童肺结核临床诊断病例须同时具备以下两条:

①结核病病原学或病理学检查阴性,胸部影像学检查显示与活动性肺结核相符的病变且伴有咳嗽、咳痰、咯血、消瘦、发育迟缓等儿童肺结核可疑症状。

②具备结核菌素试验中度以上阳性或 γ- 干扰素释放试验阳性任一项。

注:a. 胸部影像学检查显示活动结核病变指:符合原发性肺结核、血性播散性肺结核、继发性肺结核、结核性胸膜炎、气管及支气管结核影像改变。b. 结核菌素试验中度以上阳性指:硬结大于 10mm 以上或有水泡、双圈者。

(3)疑似病例:凡符合下列条件之一者:

①有肺结核可疑症状的 5 岁以下儿童,同时伴有与涂阳肺结核患者密切接触史或结核菌素试验中度以上阳性或 γ- 干扰素释放试验阳性者。

② 5 岁以上儿童、青少年及成人仅胸部影像学检查显示与活动性肺结核相符的病变。

3. 肺外结核的诊断

(1)肺外结核按部位及脏器命名,如淋巴结(除外胸内淋巴结)、骨、关节、泌尿生殖系统、消化道系统、中枢神经系统等部位。

(2)组织病理检查或结核细菌学检查阳性为确诊病例。

(3)无病理学及细菌学检查阳性结果的临床诊断病例,需依据脏器受损的局部症状及全身结核中毒症状,相应辅助检查结果、必要时诊断性治疗疗效做出综合诊断。

第三节　患者规范治疗

一、临床医生结核病治疗知识培训

临床医生对结核病治疗理论了解及掌握,是结核病患者获得规范治疗的保障。

1. 新上岗临床医生,上岗前需接受结核病治疗理论系统培训。

培训内容包括:

(1)抗结核药品基本理论:常用抗结核药品作用机制、用量及用法等。

(2)结核病分类,不同类型结核病治疗方案。

(3)抗结核药品常见不良反应及处置方法。

(4)结核病常见危急重症诊断及处理。

2. 在岗临床医生,结核病治疗理论定期更新。培训内容包括:国内外结核病治疗新药、新治疗方案及其他新的治疗技术进展。

二、抗结核药品处方权限分级管理

抗结核药品合理使用既需要系统的理论学习,还需要长期临床经验的积累。为规范抗结核药品使用,提高患者治愈率,降低耐药率,不同级别临床医生,应赋予不同抗结核药品使用权限。

1. 具有初级专业技术职务任职资格的医师,权限为按照国家标准抗结核化疗方案使用一线抗结核药物。

2. 具有中级以上专业技术职务任职资格的医师,权限为处理抗结核药物不良反应及因此而进行的方案的调整、特殊人群化疗方案的制定。

3. 具有副高级专业技术职务任职资格的医师以上(或专家小组),权限为诊断耐药结核和其化疗方案的制定。

三、患者抗结核治疗

活动结核病患者接受有效抗结核,两周左右其传染性就可以显著降低。早期抗结核治疗既可以降低结核病传播,还可以减轻病灶对脏器的进一步损害。

所有定诊的结核病患者,应在 48 小时内完成抗结核治疗前肝肾功能,血、尿常规等的治疗前的评估工作,开始抗结核治疗。

抗结核治疗遵循早期、联合、规律、适量、全程的原则。联合、足量、足疗程治疗,90% 以上患者可以治愈。不联合、不足量、不全程用药,患者很易发生耐药。结核病患者个体化诊疗方案是经过有经验的临床医生及其专家组,为满足临床特殊结核病及并发其他疾患患者而制定的,不是所有医生均具备制定个体化诊疗方案的能力。照搬、盲从使用他人的个体化诊疗方案是极不合理的,对患者的诊断治疗有害无益。《中国结核病防治技术工作规范》推荐的结核病标准治疗方案,是对国内外成熟的诊断及治疗经验进行总结、充分论证而制定,适应于临床大多数患者。

85% 以上非耐药结核病患者应使用标准化治疗方案、足量用药。

1. 抗结核治疗方案

(1)肺结核(异烟肼敏感或未知):2HRZE/4HR(3HRZE/4HR):强化期 2 个月(痰菌不阴转 3 个月),异烟肼(H)+ 利福平(R)+ 吡嗪酰胺(Z)+ 乙胺丁醇(E);继续期 4 个月,异烟肼(H)+ 利福平(R)。

(2)肺结核(异烟肼耐药):6-9RZELfx(或 6-9RZE),Lfx(左氧氟沙星)。

（3）结核性胸膜炎：2HRZE/7~10HRE：强化期使用 HRZE 方案治疗 2 个月，继续期使用 HRE 方案治疗 7 个月（重症患者，继续期延长 3 个月，治疗方案为 2HRZE/10HRE）。

（4）气管支气管结核、肺结核合并肺外结核：2HRZE/10HRE。

（5）利福平耐药结核

1）氟喹诺酮类敏感长疗程方案：6Lfx（Mfx）Bdq Lzd（Cs）Cfz/12Lfx（Mfx）Cfz Lzd（Cs）。

2）氟喹诺酮类耐药长疗程方案：6 Bdq Lzd Cfz Cs/14 Lzd Cfz Cs。

3）短疗程方案：4-6 Am Mfx Pto Cfz Z H（高剂量）E/5 Mfx Cfz Z E。

2. 用药剂量　按千克体重足量用药（表 3-1~ 表 3-5）。

表 3-1　使用散装抗结核药品

药名	每日疗法		儿童
	成人 /kg		
	<50	≥50	/(mg·kg⁻¹)
INH	0.30	0.30	10~15
RFP	0.45	0.60	10~20
PZA	1.50	1.50	30~40
EMB	0.75	1.00	15~25
SM	0.75	0.75	20~30

注：单纯异烟肼耐药肺结核患者，左氧氟沙星剂量，<50kg，400mg/d；≥50kg，600mg/d。

表 3-2　使用四联方抗结核 FDC 的剂型、规格和用量

组合	规格	用量 /kg			
		30~37	38~54	55~70	≥71
INH+RFP+PZA+EMB	H75mg+R150mg+Z400mg+ E275mg	2 片 /d	3 片 /d	4 片 /d	5 片 /d
INH+RFP+PZA+EMB	H37.5mg+R75mg+Z200mg+ E137.5mg	4 片 /d	6 片 /d	8 片 /d	10 片 /d

注：以上剂量均为每日 1 次服药。

表 3-3　二联方抗结核 FDC 的剂型、规格和用量

组合	规格	用量	
		<50kg	≥50kg
INH+RFP	H150mg+R300mg	—	2 片 /d
	H100mg+R150mg	3 片 /d	—
	H75mg+R150mg	—	4 片 /d

说明:以上剂量均为每日 1 次服药。

表 3-4　利福平耐药长程治疗方案药物剂量表

组别	药物(缩写)	剂量(体重分级)		
		<50kg /(mg·d⁻¹)	≥50kg /(mg·d⁻¹)	最大剂量 /(mg·d⁻¹)
A 组	左氧氟沙星(Lfx)/莫西沙星(Mfx)*	400~750/400	500~1 000/400	1 000/400
	贝达喹啉(Bdq)	前 2 周 400mg/d;之后 200mg 每周 3 次(周一、三、五),用 22 周		400
	利奈唑胺(Lzd)	300	300~600	600
B 组	氯法齐明(Cfz)	100	100	100
	环丝氨酸(Cs)	500	750	750
C 组	乙胺丁醇(E)	750	1 000	1 500
	德拉马尼(Dlm)	100mg 每日 2 次		
	吡嗪酰胺(Z)	1 500	1 750	2 000
	亚胺培南 - 西司他汀(Ipm-Cln)**	1 000mg 每日 2 次		
	美罗培南(Mpm)**	1 000mg 每日 2 次		
	阿米卡星(Am)	400	400~600	800
	链霉素(S)	750	750	750
	卷曲霉素(Cm)***	750	750	750
	丙硫异烟胺(Pto)	600	600~800	800
	对氨基水杨酸(PAS)	8 000	10 000	12 000

注:* 左氧氟沙星与莫西沙星为同一类药物,组成方案时只能选择一种;

　** 亚胺培南 - 西司他汀或美罗培南应与阿莫西林 / 克拉维酸(Amx-Clv)(125mg 每日 2 次)合用,视为一种药物;

　*** 卷曲霉素作为可选的药物。

表 3-5　利福平耐药短程治疗方案药物剂量表

药品名称	体重分级		
	<30kg	30~50kg	>50kg
左氧氟沙星（Lfx）	500mg	750mg	1 000mg
莫西沙星（Mfx）	400mg	600mg	800mg
氯法齐明（Cfz）	50mg	100mg	100mg
乙胺丁醇（E）	750mg	750mg	1 000mg
吡嗪酰胺（Z）	1 000mg	1 500mg	2 000mg
异烟肼（高剂量）（H）	300mg	400mg	600mg
丙硫异烟胺（Pto）	300mg	500mg	700mg
阿米卡星（Am）	400mg	400~600mg	600~800mg
贝达喹啉（Bdq）	前 2 周 200mg/d；之后 100mg 每周 3 次（周一、三、五），用 22 周	前 2 周 400mg/d；之后 200mg 每周 3 次（周一、三、五），用 22 周	

四、抗结核治疗疗效评估

疗效评估包括:治疗期间评估、疗程结束时评估、远期疗效评估。

1. 治疗期间评估　评估内容包括:

（1）临床症状:如肺结核患者咳嗽、咳痰、发热等。非耐药结核病患者,使用标准治疗方案抗结核治疗 2 周左右患者逐渐改善,部分患者可持续 1 个月。如超过 1 个月改善,应分析:是否合并其他感染,是否存在结核菌耐药,是否诊断不正确。

（2）病原学检查:非耐药肺结核使用标准治疗方案抗结核治疗 2 个月,85% 以上痰结核菌应阴转。如不阴转应分析是否存在耐药结核病。

（3）胸部影像学检查（肺外结核相应脏器的检查）:活动性肺结核经有效抗结核方案治疗,2 个月左右结核病病灶应吸收缩小,如病灶无改变或进展,病原学阳性肺结核应分析是否合并其他疾患或是耐药结核病,病原学阴性肺结核是否误诊。

2. 疗程结束时疗效评估　治疗结束时疗效评估,即患者治疗转归。包括:治愈、完成治疗、治疗失败、失访、其他。

3. 远期疗效评估　主要针对完成疗程患者,远期复发、耐药发生率观察。

五、抗结核药品不良反应处理

为避免耐药结核病的产生及彻底治愈结核病,结核病的治疗需要多药联合,治疗时间需要足够长。治疗相对简单的初治敏感肺结核的治疗方案在强化期要 4 种药物联合应用,巩固期至少包括 2 种抗结核药物,疗程 6 个月,而耐多药结核病的治疗方案要求 5~6 种药物联合应用,治疗时间长达 9~20 个月,对于广泛耐药结核病的治疗则需要更长时间,因此在治疗过程中药物不良反应比较常见,及时识别、妥善处理药物不良反应,是保证抗结核治疗能够顺利进行、取得治愈的前提。

1. 常见抗结核药物不良反应

(1)胃肠道反应:恶心、呕吐、食欲缺乏是抗结核治疗过程中最多见的胃肠道不良反应,所有药物均可以引起,以利福平、吡嗪酰胺、丙硫异烟胺、对氨基水杨酸钠多见,一般发生在抗结核治疗早期,主要是药物刺激胃肠道黏膜,产生不适,一般随着抗结核治疗的继续,结核病相关症状得到有效控制,胃肠道适应药物后,症状可减轻或消失。

(2)肝功能损害:抗结核药物引起的肝损害有两种机制,一种是药物对肝脏的直接毒性,如异烟肼、利福平、吡嗪酰胺、丙硫异烟胺、对氨基水杨酸钠均具有肝脏毒性,可引起单纯转氨酶升高或同时伴有胆红素升高,另一种是机体对抗结核药物过敏产生的免疫损伤累及肝脏,因此无论何种药物,当其出现过敏反应时,均可引起肝脏损伤,导致转氨酶升高,甚至急性肝衰竭,危及生命。

(3)肾脏损害:抗结核药物中链霉素、卡那霉素、阿米卡星、卷曲霉素、利福平、乙胺丁醇具有肾毒性,可引起肾小管损伤及间质肾炎,表现为尿蛋白阳性,血肌酐、尿素氮水平升高,尤其在老年患者及有肾脏基础疾病的患者,如糖尿病肾病者更易发生肾脏损害。

(4)血液系统不良反应:有些抗结核药物尤其是利福类药物可以引起白细胞、血小板减少,以白细胞减少多见,程度可由轻度到重度,极少情况下出现急性溶血性贫血;利奈唑胺可引起全血(白细胞、红细胞及血小板)减少,尤其在老年患者中比较常见。

(5)神经、精神系统不良反应:异烟肼、丙硫异烟胺、利奈唑胺可引起末梢神经炎,尤其是在糖尿病患者中出现概率较高;乙胺丁醇、利奈唑胺可导致视神经损伤;异烟肼、丙硫异烟胺、环丝氨酸、德拉马尼可引起抑郁、自杀倾向、暴力倾向;异烟肼还可导致兴奋、精神分裂,与阿片类药物同用可引起中毒性脑病,出现谵妄等症状。

(6)骨骼、肌肉、关节不良反应:吡嗪酰胺可导致尿酸排泄障碍,引起关节酸痛等痛风样表现;氟喹诺酮可引起肌腱酸痛,严重者可导致肌腱断裂;在儿童,氟喹诺酮可能会影响骨骺发育。

(7)心脏毒性:主要是 Q-T 间期延长,贝达喹啉及德拉马尼可引起Q-T 间期延长,在其上市的说明书中均以黑框警告的方式提醒使用者注意;其次莫西沙星及氯法齐明也可引起 Q-T 间期延长。

(8)皮肤不良反应:氯法齐明可引起皮肤、黏膜红染,呈粉红色、棕色,甚至黑色,着色程度与剂量、疗程成正比,70%~80% 使用氯法齐明的患者还可出现皮肤鱼鳞病样改变;氟喹诺酮类药物可导致光毒性反应,主要表现为在光照皮肤处出现红肿、发热、瘙痒、疱疹等症状。

(9)过敏反应:所有抗结核药物均可能引起过敏反应,其表现也多种多样,可有过敏性休克、喉头水肿、皮疹、剥脱性皮炎、药物热;过敏反应可能为单一器官损伤,也可能表现为多脏器损伤,如肝、肾功能损害。

2. 抗结核药物不良反应的预防

(1)服药前评估:抗结核治疗前需要详尽了解患者既往病史、合并用药状况、基线化验结果,化疗方案的制定应结合患者的结核病病情、避免选用有禁忌证或与原有药物不良反应有叠加或可能加重原有疾病的药物。

(2)患者宣传教育:向患者详细讲解抗结核药物治疗过程中可能出现的不良反应的临床表现,一旦出现疑似不良反应,应及时就诊。

(3)治疗过程中的监测:鉴于抗结核药物出现肝、肾功能及血液系统损害的概率较高,除在抗结核治疗之前进行基线检测外,治疗后一旦出现相关症状,及时复查;对于无症状者进行主动监测,每月至少复查一次肝、肾功能及血常规,使用卷曲霉素者需要监测电解质,使用贝达喹啉及德拉马尼者需要监测心电图,观察 Q-T 间期;用药早期及高危人群要增加监测频率。对于治疗方案中含有环丝氨酸等易引起精神障碍药物的患者,接诊医生除完成客观的安全性化验检查外,尚需要仔细观察患者的精神状态,必要时进行量表评估及向患者家属等了解患者的情绪变化。

3. 抗结核药物不良反应的处理原则

(1)去除诱因:临床用药过程中,一旦发现不良反应,应即刻去除一切可能引起不良反应的因素,包括立即停用所有正在服用的药物(患者既往长期服用的、赖以维持正常生理功能的药物除外,例如心功能不全患者应用的强心苷类药物、利尿药,糖尿病患者的降糖药物等)。

(2)实验室检查:不论出现何种不良反应,都应及时复查肝功能、肾功能、电解质、血常规、尿常规,以便及时发现不良反应所波及的器官、系统。

(3)对症及解毒治疗:根据反应的轻重程度选用相应药物对症治疗,应用特异性解毒药物对抗药物的毒性反应,如原方案中含有异烟肼,则应选用大剂量维生素 B_6 来解救 INH 中毒;由吡嗪酰胺引起的尿酸升高可以应用别嘌呤醇或丙磺舒促进尿酸排泄;肝损害可以应用甘草类制、还原型谷胱甘肽、硫普罗宁等解毒治疗。

(4)补液:补充液量,促进排泄。根据患者心、肺、肾功能状况,要适量增加静脉补液量,促进药物排泄,尽可能降低损害药物的血药浓度。静脉补液时注意液体出入量及水、电解质平衡,严防发生心功能不全、肺水肿。

六、患者诊断治疗信息的系统化管理

结核病患者以门诊治疗为主,诊断治疗信息相对简单。疑难诊断患者、危重症患者需要住院治疗,部分患者还需转诊至上级医疗机构治疗。这些患者有门诊诊断治疗信息、住院治疗信心,以及来自不同医疗机构的诊治信息。患者在接受抗结核治疗期间,需要接受不同临床医生的诊断治疗。让医生完整了解患者不同阶段诊断及治疗信息有利于患者病情的判定,治疗方案正确使用。

患者在同一医疗机构诊断治疗时,应通过电子化手段把患者门诊信息、住院信息，以及不同病房诊疗信息汇总在一个系统内，确保不同的医生接诊患者时均能了解患者完整的诊治信息。

　　患者在不同医疗机构就诊时，医疗机构在转出患者时，应通过纸质病案方式，尽可能让患者把完整诊疗信息带至下一个医疗机构。

第四节　发病高危人群筛查及预防性治疗

　　对结核发病高危人群进行抗结核预防性治疗可以有效地降低发病的风险，已被证实是防止结核病发生的一项非常有效的措施，许多国家已将其作为控制结核病的一项重要措施。

一、结核发病高危人群筛查

（一）筛查对象

　　根据世界卫生组织 2019 年的估算，我国的肺结核发病率为 58/10 万。结合目前我国结核病发病率以及可利用资源情况，建议主要对以下人员进行结核病潜伏感染的筛查：

　　1. 与病原学阳性肺结核患者有密切接触的 5 岁以下儿童感染者。

　　2. 与活动性肺结核密切接触的大、中、小学生及集体单位的青年职工。

　　3. 艾滋病毒感染者及艾滋病患者中结核感染者。

　　4. 由于脏器移植、类风湿等需长期使用免疫抑制剂者。

　　5. 其他人群，包括：①对新进入高感染环境者（如医生、卫生保健人员、特别是结核病机构的人员）应进行 PPD 试验及随访；②成人患有增加结核病发病危险性疾病，如糖尿病、尘肺病、慢性营养不良和胃肠手术后等，儿童新患麻疹或百日咳 PPD 试验阳性应预防治疗。

　　其中 1~3 为重点筛查对象。

（二）筛查方法

　　由于目前判断结核分枝杆菌潜伏感染（LTBI）的方法敏感性、特异性及实施受各种因素影响，诊断 LTBI 尚缺乏金标准。目前常用检测方法包括：结核菌素试验、重组结核分枝杆菌融合蛋白、γ- 干扰素释放试验。

1. 结核菌素皮肤试验 结核菌素试验（TST）所需费用较少、操作简单易行，是目前判断 LTBI 主要方法。结核菌素纯蛋白衍化物（PPD）试验与旧的结核菌素相比，具有纯度高、灵敏度高、全身反应较少等优点，临床上诊断结核感染结核菌素试验，目前通常采用 PPD。

（1）结核菌素制剂：目前在我国注册上市 PPD 产品有人型结核菌纯蛋白衍生物（TB-PPD）及卡介菌纯蛋白衍生物（BCG-PPD），常用的有 20IU/ml 及 50IU/ml 两种规格（表3-6）。

表3-6 我国市场供应的 PPD 制剂规格

制品种类	规格	皮内注射剂量
人型结核菌纯蛋白衍生物（TB-PPD）	20IU/ml * 1ml/ 支	0.1ml（2IU）/ 人次
	50IU/ml * 1ml/ 支	0.1ml（5IU）/ 人次
卡介菌纯蛋白衍生物（BCG-PPD）	50IU/ml * 1ml/ 支	0.1ml（5IU）/ 人次

（2）结核菌素试验操作方法：在左前臂掌侧前 1/3 中央皮内注射 0.1ml PPD，以局部出现 5~7mm 大小的圆形橘皮样皮丘为宜。

（3）查验反应

72 小时（48~72 小时）检查反应。以局部皮下硬结为准

硬结平均直径 <5mm 或无反应者为阴性

阳性反应（+）:硬结平均直径 ≥5mm 者为阳性

硬结平均直径 ≥5mm，<10mm 为一般阳性

硬结平均直径 ≥10mm，<15mm 为中度阳性

硬结平均直径 ≥15mm 或局部出现双圈、水泡、坏死及淋巴管炎者为强阳性

2. 重组结核分枝杆菌融合蛋白皮肤试验 在左前臂掌侧前 1/3 中央皮内注射 0.1ml，于注射后 48~72 小时检查注射部位反应，测量记录红晕和硬结的横径及纵径的毫米（mm）数。阳性:红晕或硬结平均直径（横径与纵径之和除以 2）≥5mm 为阳性反应。凡有水泡、坏死、淋巴管炎者均属强阳性反应。

3. γ- 干扰素释放试验 γ- 干扰素释放试验是检测结核分枝杆菌特

异性抗原刺激 T 细胞产生的 γ- 干扰素,以判断是否存在结核分枝杆菌的感染。目前最常用的检测方法有两种:一类是基于酶联免疫吸附试验,检测全血 γ- 干扰素水平;另一类是基于酶联免疫斑点技术,检测结核分枝杆菌特异性效应 T 细胞斑点数。

γ- 干扰素释放试验是通过人体的效应 T 细胞是否被结核分枝杆菌特异性抗原激活分泌 γ- 干扰素,而间接地判断机体内是否存在结核分枝杆菌感染。γ- 干扰素释放试验阳性说明存在结核分枝杆菌感染,临床上可用于 LTBI 的诊断。酶联免疫斑点数越高,或 γ- 干扰素水平越高,结核感染的可能性越大。此外,机体的反应存在较大的个体差异,受机体免疫状况的影响,γ- 干扰素释放试验阴性并不能排除结核潜伏感染的可能性。

4. 结核分枝杆菌潜伏感染的判断

(1)在没有卡介苗接种和非结核分枝杆菌干扰时,PPD 反应硬结≥5mm 应视为已受结核菌感染。

(2)在卡介苗接种地区和或非结核分枝杆菌有感染地区以 PPD 反应≥10mm 为结核感染标准。

(3)在卡介苗接种地区和或非结核分枝杆菌流行地区,对 HIV 阳性、接受免疫抑制剂 >1 个月和与涂片阳性肺结核有密切接触的未接种卡介苗的 5 岁以下儿童 PPD 反应≥5mm 应视为感染。

(4)γ- 干扰素释放试验检测阳性说明存在结核分枝杆菌感染,临床上可用于 LTBI 的诊断。

二、结核分枝杆菌潜伏感染者抗结核预防性治疗

抗结核预防性治疗主要实施对象是已受结核分枝杆菌感染的人群中发生结核病高危险者,对尚未被感染者仅在处于被严重感染和发病可能的环境时,特殊情况下才予抗结核预防性治疗并只在治疗期间有保护作用。

(一)抗结核预防性治疗对象

目前我国推荐以下对象进行抗结核预防性治疗:

1. 与病原学阳性肺结核患者有密切接触的 PPD 反应≥5mm 的 5 岁以下儿童。

2. 与活动性肺结核密切接触的小学、初中、高中、大学结核菌素试验反应≥15mm 或呈强阳性学生。

3. 艾滋病毒感染者及艾滋病患者中结核分枝杆菌潜伏感染者。

4. 结核菌素皮肤试验筛查阳性的脏器移植、类风湿等需长期使用免疫抑制剂者。

5. 其他人群,包括:①结核菌素试验新近由阴性转为阳性儿童(除外复强反应)或 2 年内 PPD 反应增加≥10mm 者;②对新进入高感染环境者(如医生、卫生保健人员、特别是结核病机构的人员)应进行 PPD 试验及随访,如发现反应≥15mm 或有水泡者应予预防化疗;③成人患有增加结核病发病危险性疾病,如糖尿病、尘肺病、慢性营养不良和胃肠手术后等 PPD 反应≥15mm 或水泡,儿童新患麻疹或百日咳 PPD 试验阳性应化学预防。

1~3 为重点推荐对象。

(二)结核病预防治疗方案

1. 单用异烟肼方案

(1)剂量与服法:单用异烟肼预防性治疗剂量成人每日 300mg 顿服,儿童 10mg/(kg·d),不超过 300mg 顿服。疗程 6~9 个月。

(2)注意事项

1)异烟肼不良反应较低,常见无症状的血清转氨酶一过性轻度增高,发生率在 10%~20%,不影响继续用药,异烟肼肝损害随年龄增长而增加。儿童、青少年少见。如肝功能异常并有症状或转氨酶超过 3 倍正常值上限,应停药,保肝处理。

2)异烟肼治疗结核病已有数十年之久,感染耐异烟肼菌机会增多,影响效果。采用异烟肼进行预防性治疗主要适用于异烟肼原发耐药率低的地区(<10%),依从性良好者和不适合使用利福平或(利福喷丁)者。

3)如果预防性治疗对象存在未被发现的少数活动性病灶,单用异烟肼容易发生耐药。

2. 异烟肼、利福喷丁联合间歇方案

(1)剂量与服法

异烟肼剂量:体重≥50kg,600mg/ 次;<50kg,500mg/ 次。儿童每次不

超过 300mg(10~15mg/kg),每周 2 次间歇服用。

利福喷丁剂量:体重≥50kg,600mg/ 次;<50kg,450mg/ 次。5 岁以上儿童推荐用药剂量 10~20mg/(kg·次),最大不能超过 450mg。每周 2 次与异烟肼同时服用。疗程 3 个月。

(2)注意事项:本方案主要适用于成人,由于利福喷丁无儿童剂量规定,上述推荐用药剂量可在实践中参考使用。

3. 异烟肼、利福平联合方案

(1)剂量与服法

异烟肼剂量:成人每日 300mg,儿童每日 10mg/kg。

利福平剂量:成人体重≥50kg,600mg/ 次;<50kg,450mg/ 次。儿童每日 10mg/kg。

疗程 3 个月。

(2)注意事项

1)本方案适用于各个年龄组的高危对象。

2)可用于存在或可能存在耐异烟肼或利福平肺结核患者密切接触者的预防性治疗。

4. 单用利福平方案

(1)剂量与服法

利福平剂量:成人体重≥50kg,600mg/ 次;<50kg,450mg/ 次。儿童每日 10mg/kg,最大剂量 450mg,空腹顿服。

单用利福平预防性治疗的疗程是 4 个月。

(2)注意事项

1)可能存在少数未被发现的活动性病灶者,单用利福平有产生耐药性的风险。

2)主要适用于不宜用异烟肼和长期用药依从性差人群。

(三)抗结核预防治疗实施流程

为了使化学预防的实施尽可能达到准确、无误和实施顺利,为了获得预期预防实施的最佳效果和目的,同时也为了最大限度避免和减少耐药性的产生。因此,就必须严格遵循以下要求。

1. 排除活动性结核病　首先必须通过询问的方法,了解患者有无结核病中毒症状和/或不同系统的相关可疑症状,并询问患者既往有无肺结核密切接触史或与耐药肺结核密切接触史。全面体格检查、影像学检查,必要时需进一步检查、排除全身任何部位的隐蔽的活动性结核病变。

常规排除程序如下:

(1)症状筛查:所有需要接受抗结核预防治疗人群,在服药前都须进行结核病相关症状筛查。如果没有发现咳嗽、发热、体重下降或夜间盗汗等结核病疑似症状之一,患活动性结核概率较小。

如果发现有咳嗽、发热、体重下降或夜间盗汗等结核病疑似症状之一,就应考虑可能有活动性结核,应进行结核病和其他疾病的评估。

1)具有间断性不规则低热、盗汗和乏力,咳嗽、咳痰或刺激性干咳、胸背部不适,咯血或痰中带血等结核病可疑症状者。为排除呼吸系统结核病,可行胸部 X 线和痰结核分枝杆菌病原学检查。必要时可行纤维支气管镜检查,以除外单纯气管、支气管结核等。

2)女性患者如有月经不规律,或月经周期延长。需排除妇科结核病,可行盆腔 B 超检测,必要时可行盆腔 CT 以期排除盆腔积液、卵巢和输卵管等妇科结核病。

3)具有消瘦伴腹泻便秘交替出现等有腹部症状者。应排除消化系统结核病,可行腹部 B 超探查,了解有无腹腔积液等;必要时可选腹部 CT 增强扫描或磁共振检查可显示腹腔肿大淋巴结,以及肝、脾和胰腺等实体脏器有无异常病变;在怀疑有肠结核时,应行结肠镜检查协助肠结核的诊断。

4)具有间断头痛、恶心、呕吐或肢体活动受限、麻木等,应注意排除结核性脑膜炎、脑结核和结核性脊髓炎等,必要时可作脑或脊髓的磁共振检查。

5)具有腰痛,尿频、尿急,反复泌尿系统感染者,应排除泌尿系结核,应行肾脏 B 超,24 小时尿集菌(抗酸染色),必要时,尿结核分枝杆菌培养等检查。

6)其他:怀疑脊柱、骨关节病变、浅表淋巴结肿大、心包病变等,应进行相应部位检查和辅助检查。

（2）全面体格检查：肺结核早期或病灶较轻,体征常不明显。体格检查是肺外结核筛查重要手段,尤其是对症状不典型或症状较轻的肺外结核病患者。结合肺外结核的常见部位,体检应有重点,浅表淋巴结、胸部及腹部、四肢关节、脊柱是重点部位。

如果体检异常,应进一步检查除外活动性结核,如:

1）浅表淋巴结肿大:询问肿大时间,看是否有红肿、触痛,其他部位是否体检有异常,必要时活组织病理检查确诊。

2）肺部异常呼吸音、叩诊异常:胸部影像学检查、胸部 B 超检查,除外肺及胸膜病变。

3）腹部压痛及揉面感:腹腔及盆腔 B 超、影像学检查进一步诊断。

4）四肢关节活动障碍:骨关节影像学检查进一步诊断。

5）脊柱压痛、活动障碍:脊柱影像学检查,帮助诊断。

（3）胸部影像学检查:X 线胸片是发现肺部病灶最敏感方法之一。所有接受抗结核预防性治疗的人群,服药前均应接受 X 线胸片检查,除外结核疑似病变。(胸片发现结核疑似病变,应做进一步检查除外活动性结核)。

2. 除外化学预防禁忌,选择适宜服药方案　接受抗结核化学预防人群,在服药前应进行全面评估。医务人员应仔细询问患者既往疾病史,用药史、药物过敏史,结核病接触史(是否有耐多药结核接触史)。进行血常规、肝功能、肾功能检查,除外用药禁忌,依据评估结果选择适宜抗结核预防治疗方案。

有下列情况之一不适宜接受抗结核预防治疗:

（1）正在接受治疗活动性病毒性肝炎或伴高酶血症者。

（2）过敏体质患者,或身体正处于变态反应期患者。

（3）癫痫患者、精神病患者,或正在接受抗精神病药物治疗者。

（4）血液系统疾病,血小板降低 $<50 \times 10^9/L$ 者,白细胞减少 $<3\,000 \times 10^9/L$ 者。

（5）服药前已知依从性差,不能坚持规定疗程者。

（6）曾间断不规律抗结核预防治疗 >1 个月者。

（7）PPD 强阳性,但既往患过结核病,完成规范抗结核病治疗 5 年内者,不需要接受抗结核预防治疗。

3. 服药期间的管理 在进行预防性治疗时,为了防止不规律用药产生耐药性和减少抗结核药品不良反应发生,应有监督管理措施。保证服药者的依从性并能顺利完成疗程,应采取的监管措施可为:

(1) 应执行督导服药管理(可由家人、学校或社区人员进行服药督导)。

(2) 每月取药时,对患者进行结核病健康知识的宣教。

(3) 对所有接受抗结核预防治疗者进行登记(表3-7)。

表3-7 结核病预防性治疗登记本

登记日期	登记号	姓名	性别	年龄	现住址	预防性治疗方案	开始治疗日期	完成疗程日期	是否规律治疗	转为患者日期	经诊医生

4. 不良反应观察与处理 根据所用药品的不同,不良反应观察和监测具有针对性。一般采用一线口服药物多为 H 或 R 或 HL(R),不使用注射剂。

预防性治疗前,需检查肝、肾功能和血常规,3 项化验指标正常,方可治疗。(有条件时最好包括乙肝 5 项和丙肝抗体以便决定化学预防方案的选择,是否需增加监测频率,或加强保肝治疗等)。以后每两个月常规查肝功能和血常规,如患者有近期出现的恶心,乏力和皮疹等不适症状,应立即就诊检查。

5. 停药指征

(1) 任何方案出现药品毒性反应,变态反应等原则上应停止抗结核预防治疗者。

(2) 患者因各种原因不规律服药或不能完成整个疗程的预防治疗。

(3) 化学性预防期间发现身体任何部位的活动性结核病灶(需根据患者发病部位选择标准抗结核化疗方案)。

(4) 完成规定的抗结核预防治疗疗程者。

第四章 结核病患者心理支持

结核病是一种慢性消耗性传染病,病程及疗程较长,住院时间也较长,药物不良反应较严重,长期治疗造成患者经济压力大,心理负担重等,给患者的工作、生活、学习等方面带来了种种困难,心身均承受着巨大的压力。因此,结核病患者的心理支持尤为重要,应本着"偶尔去治愈,常常去帮助,总是去安慰"的理念,给予结核病患者全疗程全方位的心理支持。

第一节 概　述

一、心理支持的目的和意义

心理支持是一种专业性的、以治病和助人为目的的人际互动过程,旨在帮助患者解决心理困难,减少恐惧、焦虑、抑郁等困扰及精神症状,调节对人对事的看法和人际关系,改善非适应行为,促进人格成熟,使之能以更适当、有效的处理方式来处理问题及适应生活,从而达到治疗疾病、促进康复的目的。

大量研究显示,多数结核病患者承受着巨大的心理压力和精神痛苦,其心理健康水平和社会支持低于普通人群,存在比较明显的心理问题甚至患有精神障碍,其不良心理状况,造成机体免疫力下降,影响了结核病的治疗和康复。心理支持服务者运用心理学原理和方法,通过与患者的密切有效沟通,使其心理和功能产生积极变化,帮助患者提高克服困难的能力,协助其渡过危机,促进心身康复。

利用身心的交互影响的原理,对结核病患者给予心理支持从而使结核病的治疗产生积极效果,符合生物 - 心理 - 社会医学模式,是结核病综合治疗的重要组成部分。它有助于帮助患者梳理积极的心态,改善情绪,适应患病后的心理和生活变化,增强机体免疫力,促进其积极配合治疗者并坚持正规治疗,减少精神障碍的发生率,有助于在康复期逐渐回归正常的社会生活。

二、心理支持的主要内容

结核病患者的心理支持主要包括:心理健康教育、处理对疾病及并发症的多种心理反应(如恐惧、焦虑、抑郁、绝望等),处理对治疗措施(如隔离措施、药物不良反应)的心理反应,纾解因疾病造成的心理压力和提高身体免疫力等。

三、心理支持的服务者和服务对象

结核病患者心理支持的服务者:具有心理学背景和资质的心理工作者,具有一定心理支持经验或接受过心理支持培训的医疗服务人员、社区社会工作者等。

结核病心理支持的服务对象:结核病患者,结核病患者家属及密切接触者。

四、心理支持的伦理规范

心理支持的服务者应遵循专业伦理规范,应保障服务对象的权利,提供适当的专业服务同时避免伤害;应做到诚实守信并保持真实;尊重每一位服务对象,尊重其隐私权、保密性和自我决定的权利。

心理支持应遵循一定的保密原则和保密例外原则。

第二节　心理支持主要技术

常用于结核病患者的心理支持主要技术包括心理健康教育、支持性心理治疗、认知行为治疗和危机干预技术等。

一、心理健康教育

心理健康教育是指以心理学的理论为指导、运用教育的手段以丰富个体的心理健康知识,提升心理健康水平,增强心理能力,提高社会适应能力,并对心理障碍和精神病进行预防矫治。对结核病患者进行心理健康教育可以减轻其情绪困扰,增强适应能力。

心理健康教育的主要内容有讲解结核病的流行情况、疾病病因、症状、治疗疗程、预后、药物毒不良反应等科普知识,帮助其改善对疾病的恐惧和焦虑等负性情绪;提供关于结核病的防治知识,使患者正确认识结核病、了解因病造成的心理行为反应建立合理情绪信念,改变不合理思维认知,把常见的心理行为反应"正常化",积极配合医务人员完成治疗,恢复身体健康。具体内容参见结核病健康教育章节。

二、支持性心理治疗

治疗者利用对话式会谈互动模式,对患者进行建议、安慰、劝告、包容和鼓励等对心理受损的患者进行治疗。目标是维护或提升结核病患者的自尊感和自信心,尽可能减少或者防止症状的反复,以及最大限度地提高患者的适应能力和疾病治疗的顺从性。主要技术和方法:

(一)积极倾听

积极倾听患者的诉说既是了解患者情况的需要,在充分理解患者讲述经历的基础上表达自己对患者感受的理解、接纳与认同,也是建立良好医患关系的需要。医生、社区随访与关怀人员要专心倾听患者诉说,让患者觉得医生与关怀人员在郑重其事地关心他们的疾苦,以便消除顾虑,增进信任感,从而树立起勇气和信心。此外,患者尽情倾诉,情绪得到宣泄,也会感到轻松。关于倾听的交流技巧见表4-1。

很长一段时间里,许多人都觉得患者需要的是知识,好像有了知识,依从性就随之而来,最后社区随访的核心变成了知识宣教。国内外的实践经验表明,光凭知识是不能改变人的行为的。对于随访工作人员来说,积极倾听的最后环节需要对患者的情况进行整理分析,识别患者的需求,这样才能对症下药,提供更有针对性的支持(表4-2)。

表 4-1　积极倾听时的交流技巧

类型	目的	积极倾听提问举例
澄清	1. 获得额外的信息。 2. 了解问题的不同侧面	"你能再解释一下……?" "你的意思是不是……?" "这个问题是不是你现在所想到的问题?"
共情	1. 使对方觉得自己被接纳、被理解和尊重认同对方的感受。 2. 有助于促进信任和深入的沟通	"你好像有心事。你怎么啦? 在想些什么呢?" "看得出,你不是很开心。愿意和我聊一下吗?" "你是不是感到有点……,因为你刚才……" "你说你很后怕,我理解这对于你来说有多恐惧! 我能怎么帮助你呢?" "我理解你现在该是多么的气恼。要安心治病错失了千载难逢的工作机会,的确太可惜了。" "我也是位母亲,能理解你的感受。自己得的是传染病,孩子还小,怕传染给她。我能想象一两个月里孩子哭着要妈妈抱却又不能的感受。" "我认同,这确实很艰难!" "我十分理解你为什么说自己成为家人的负担。不能像以前那些的工作,要家人养着,花了那么多钱看病,身体没有力气,想做点家务活却力不从心。"
反馈	向对方展示你理解对方在讲述的事情。让患者有机会纠正我们的错误理解	"你的意思是……" "如果我理解得不对,请纠正。你刚才说……对吧?"
重述	用自己的语言陈述对方所讲话的内容。 表明你在倾听,而且能理解对方	"你是说……""换句话讲……" "根据我的理解,你现在厌倦了每天这样吃药了。你一直都很耐心来着,你现在只需要再坚持两月就不用吃药了。" "这是不是你决定要做的事? 原因是……?"
沉默	给对方时间思考刚才所讨论的内容。给对方空间去体验自己的感受。允许谈话按对方觉得舒服的节奏进行。给对方时间去克服内心纠结的矛盾心情。让对方自由选择是否继续谈	不要觉得一直不停地讲就是好的谈话。(注意:支持性心理治疗沉默时间不宜过久)
赞许/鼓励/肯定	1. 使对方的情绪和感受好一些。	"我很感激你愿意将自己的感受与我分享。许多人同你一样惊慌。聊一聊这个问题真的很重要。我很乐意尽我绵薄之力。"

续表

类型	目的	积极倾听提问举例
赞许／鼓励／肯定	2. 有助于对方树立自尊心和自信心,鼓励其尝试实现自己的目标。 3. 促使对方坚持做好的事情	"你提了个好问题! 我很高兴你能问到这个问题!" "你来这里多了解些信息是件好事!" "你能坚持定期回医院去复查,做得很好。" "这期间,你克服了很多困难,真实不容易!"
总结	将讨论的结果有重点地进行总结。 再次向对象强调最重要的信息	"这些就是你主要想表达的想法……" "以下是我们刚才达成的共识……"

表 4-2　结核病患者常见问题分析及咨询重点

发现的问题	患者需求	咨询重点
觉得结核病不严重,治不治疗无所谓	知识信息	强调结核病的危害。分享身边的真实案例,让患者感受到风险的存在
对结核病的知识存在误解或空白,依从性行为存在偏差	知识认知	提供正确的结核病知识。要事实或证据说服患者放弃错误的认识和做法
觉得家人不理解,没人关心自己	心理支持	强调家人的关心与支持对保持依从性的重要性 与患者讨论如何获得家人的支持
不定期返回复查,觉得没有什么用,浪费时间,浪费钱	知识心理支持	解释定期复查对于评估疗效的意义和重要性 认同患者对"浪费时间、浪费钱"的担心,深入了解患者担心的问题
面临经济方面的压力	心理支持信息	认同患者的感受,强化坚持治疗的动机 讨论可以减轻经济压力的选择
不能正确佩戴口罩	技能	通过示范教会患者如何正确佩戴口罩
不重视查痰,留痰较随便	知识技能	强调查口痰在结核病治疗中的意义 教会患者如何采集合格的痰标本
感觉承受不了药物不良反应	心理支持知识信息	鼓励坚持治疗 提供医生的联系方式,增强患者坚持治疗的信心 进一步强调不坚持治疗会带来的后果 (经评估确实存在危险)及时转介接受不良反应治疗
不知道遇到药物不良反应怎么办	技能／知识／信息	教会患者常见药物不良反应的处理方法 懂得识别严重药物不良反应并及时联系医生

续表

发现的问题	患者需求	咨询重点
感觉自己面临来自社会的歧视,隐藏自己的结核病患者身份	心理支持	认同患者的感受 与患者分析歧视的来源,探讨在确保治疗依从性的基础上有什么好的应对方法 分享自己或其他患者应对问题的好经验
对治疗服务存在误解或抱怨	心理支持 信息	认同患者的感受 纠正患者对医疗服务存在的误解

(二)劝告和鼓励

医生对患者问题的来龙去脉及其实质,以及患者所具备的潜能和条件有了充分了解后,可向患者提出切合实际的劝告和鼓励。患者常常记不清那么多,医生要用通俗易懂的语言,把劝告和鼓励多讲几次,以便患者回家后仔细领会。强化患者理解正确的知识和做法,鼓励患者有利于治愈的正确行为。

(三)建议与指导

医生在患者心目中一旦建立起权威,他提出的建议是强有力的,但医生不能包办代替,应该由患者自己作出决定。医生的作用在于帮助患者分析问题,让患者了解问题的症结,提出意见和劝告,鼓励患者自己找出解决问题的办法,并促进患者积极实施。医生提出的建议要谨慎,要有限度,留有余地,否则,如果患者按建议尝试失败了,不仅对自己失去信心,而且对医生也失去了信心。

(四)培养信心与希望

信心和希望是患者走出心理困扰的重要动力。在患者焦虑、苦恼时,尤其是处于危机时,给予患者信心与希望是很有益的。医生在给出希望前,一定要有足够的根据和把握,使患者深信不疑。这种信任感是取得疗效的重要保证。如患者问及疾病的预后,医生有把握的话,应尽量向好的方向回答,同时附上几条希望,指导患者从哪些方面去努力,才能实现其愿望。如患者病情比较复杂,治疗比较困难,要本着真诚的态度,尽可能多从正向方面解释分析病情,要让患者感觉到治愈疾病是医疗人员和患者共同的目标,需要一起努力,鼓励患者建立战胜疾病的信心,提高患者生活质量和生活品质。

（五）鼓励社会功能性的适应

帮助患者顺利度过患病后的心理震荡期,减轻对药物治疗的忧虑,处理好与家人的关系,适应患病后工作、学习、生活、人际交往的改变,坚持全程治疗,并最终顺利回归社会,这一系列过程中涉及诸多的心理适应过程,学习运用多种调适技巧,以更有效、更成熟的方式去处理所面临的困难和挫折,预防严重问题的出现。

三、认知行为治疗

认知行为治疗是当今运用最广泛的心理疗法之一,通过改变不合理的想法或信念、纠正适应不良的行为、塑造适应性行为,以达到消除不良情绪和行为、形成适应性行为的短程心理疗法。它帮助人们识别令其焦虑、低沉、烦恼、痛苦等的想法或信念,把它们改变成更有益、更健康的思维方式,认识并改变自我挫败的行为,去做在当时情境下反应恰当、感觉良好的事情。

认知行为治疗蕴含着生活智慧。当我们遇到困难或挫折时,有时采取恰当的行为就可以部分或完全解决的问题,但有时我们对当前的情况无能为力,这时只能通过改变我们的想法或信念才能改善情绪。在很多情况下,可以双管齐下,既想办法改善情况,又改变我们的思维方式,这样可以取得更好的效果。

（一）认知行为治疗的理论核心是情绪 ABC 理论（简称"ABC 理论"）

A 指与情感有关系的事件（activating events）；B 指信念或想法（beliefs），包括理性或非理性的信念；C 指与事件有关的情感反应结果（consequences）和行为反应。人的消极情绪和行为障碍结果（C），不是由于某一

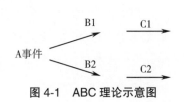

图 4-1　ABC 理论示意图

激发事件（A）直接引发的,而是由于经受这一事件的个体对它不正确的认知和评价所产生的错误信念（B）所直接引起。错误信念也称为非理性信念（图 4-1）。

同样是罹患结核病的患者,由于对疾病的认知不同,他们的情绪行为反应也不同,发现患者的不合理认知,树立合理的信念,是认知行为心理支持的重要一环。如有些老年患者认为(B1)结核病很难治愈,年轻时人们常说"十痨九死",非常可怕,担心自己治不好了、生命为期不久,患者就会产生恐惧、焦虑情绪等负性情绪,造成(C1)食欲减退,睡眠不佳,失眠,情绪低落等,以致营养不良,体重下降,免疫力降低,不积极配合治疗,从而病情加重。通过心理健康教育和心理辅导,帮助患者改变不合理认知(B1治不好了)"十痨九死"是上个世纪初,医疗水平落后,没有有效抗结核药物造成的,随着医学的发展,结核病治疗水平已经大大提高,科学研究标明大部分结核病是可以治愈的,帮助患者建立合理的疾病认知即坚持治疗,大部分可以治愈,患者有了治愈疾病的信心,心情好转,情绪愉悦,饮食睡眠得到极大改善,愿意积极配合治疗,病情很快得到控制。

又如一位面临高考的女学生患者认为(B2)自己得了结核病会影响升学,一辈子要跟结核病打交道了,搞不好还会影响今后的工作和家庭及生育,从而整天闷闷不乐,郁郁寡欢,产生(C2)自卑心理,情绪消沉低落。通过心理干预帮助她重新认识结核病,初次发病后,及时合理的治疗大部分是可以治愈的,疾病只是暂时的,今后的工作生活仍然会很美好的,找回自信,乐观面对,顺利完成了全程治疗,身体得到了康复。

以上两种不同的情况,虽然都是因为感染了结核病,但两种不同的认知偏差,造成了不同的心理行为方面反应,都给治疗带来了困难。

(二)常见非理性信念和思维歪曲

结核病患者有着不同的个人生活经历,且年龄、性别、性格、学历、职业、家庭背景和社会背景有很大差异,因此对结核病也有着不同的认知。由于患病的应激刺激,存在一定的认知偏差或者思维歪曲。如主观臆想(绝对化):缺乏科学依据的对疾病做出夸张的绝对化的负性判断;一叶障目(以偏概全):如因为一时的药物不良反应,认为自己的病治不好了;糟糕至极(灾难化):缺乏疾病治愈的信心。

四、危机干预

（一）危机干预的目的

危机干预的目的是让患者调动个体自身潜能,学会应对疾病、困难的方法,重新建立和恢复心理平衡的状态。这不仅有助于帮助患者渡过当前的危机,而且也有利于以后的治疗和适应。罹患结核病,对一部分患者意味着严重的挫折和打击,可引起急性情绪扰乱或认知、躯体和行为等方面的改变,可能出现自残、自杀、扩大自杀(轻生自杀连带到亲人或他人)、冲动攻击、报复社会等行为。而当结核病患者面临严重的情况,如结核病导致不育症/肾衰竭、结核病合并艾滋病等,尤其同时伴有社会支持不足时,很容易感到绝望、无助,甚至出现自杀观念。这时需要运用危机干预技术帮助其尽快摆脱困境,防止精神崩溃,避免不良事件发生。

（二）危机干预原则

1. 迅速确定要干预的问题,强调以问题为主,并立即采取相应措施。

2. 必须有其家人或朋友参加危机干预(保密例外的原则)。

3. 鼓励患者增强自信,不要让患者产生过度依赖。

4. 应把心理危机作为心理问题处理,而不要作为疾病进行处理。

（三）危机干预的方法

危机干预是综合运用多种心理治疗方法,对处于困境或遭受挫折的人予以关怀和帮助的短程心理援助,帮助处于危机状态中的个体平稳渡过危机状态。此时,危机干预还特指帮助企图自杀者打消自杀念头,重新振作起来面对生活。在干预的后期,应不断强化新学习的应对技巧,鼓励患者在今后学会举一反三地解决问题,从而进行自我调节,提高心理适应和承受能力。

医护人员要及时了解结核病患者的病情发展,并对患者心理健康状况和社会支持系统做出评估,对存在心理危机发生的患者要积极关注,及时给予心理疏导,从而避免不良事件的发生。

（四）危机干预的方式

干预的方法可有电话危机干预、面谈危机干预及社区性危机干预等多种方式。

第三节　心理支持方式

根据心理支持对象的数量,将心理支持分为个体和团体两种方式。

一、个体心理支持

个体心理支持,即一对一的单独咨询,咨询对象在专业人员的协助下去理解自己的问题,并寻求解决自己问题的方法。个体支持是心理支持最常见的形式,以谈话为主,着重帮助解决个人的心理问题。个体支持适用于解决深层问题,其优点是针对性强、保密性好,咨询效果明显,但咨询成本较高,需要双方投入较多的时间、精力。

(一)个体心理支持的流程框架(图4-2)

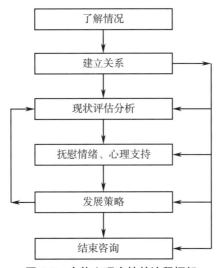

图4-2　个体心理支持的流程框架

(二)个体心理支持话术

1. 建立关系阶段

原则:温暖、尊重、开放、稳定、直接。

话术:您好! 我是……的工作人员。

我受过专业培训训练,很高兴能与您交流。

能跟我谈谈您最近的心情情绪有哪些困扰吗?

有什么可以帮到你吗?

我们一起想办法和您一起解决您的困难。

您可以开始跟我说说了,我知道您可能有很多话要讲,我会在这里认真听您的叙说。

患病以来您的生活发生了哪些变化?这些变化对您最大的影响是什么?

2. 谈话内容展开阶段

原则:接纳、鼓励、清晰、具体、少说多听、边界维护。

话术:什么都可以讲,只要您愿意,我愿意倾听。

慢慢说,别着急!您可以多讲一点。

你刚才说的是吗?我理解得正确吗?

您有这么多难事,一定很不容易,我们一件一件来看看,先解决那件事情……

3. 问题解决阶段

原则:稳定化技术、处理当下、一般性处理、资源取向。

话术:当您这么说,我也觉得很难过……

现在您觉得哪里不舒服,能告诉我吗?

平时您怎么做,会觉得舒服一点?

您试着闭上眼睛,做几次深呼吸,放松一下全身……我带着您,我和您一起做……

您的担心我很理解,我经历的很多患者都有过和您同样的想法,我们一起来面对,找出解决的办法。

我看到您有一些办法,并且并这些办法很有效果,真棒!您还有其他的办法吗?试过吗?

好像这样做(或想),比做(或想),心理感觉会更好一些,是吗?

这个具体问题建议您咨询一下专业的机构,会有一些特别的政策。

所有人都会这么看您吗?有没有例外?

24 小时都是这样吗？……

4. 结束咨询阶段

原则:强化患者获得感,资源建议、祝福性总结。

话术:刚才你提到的那件事,让我特别好像看到了一幅美丽的画面感动温暖,特别美好! 今天我们就到这里吧。谢谢你对我的信任,带给我美好的感受。

我想邀请您在这次谈话最后几分钟的时间里,总结一下,您有没有和过去不一样的体验,比如新的看法,新的感受? 您愿意跟我分享一下吗?

您这么说,让我感觉到……(正性描述)。

疾病是暂时的,相信您坚持服药、定期复查,治愈后,您的生活会恢复以前的状况的,我们一起努力!

我这里有一些机构的联系方式,需要时,您可以去详细咨询一下。

我们谈话就到这里吧。祝您早日康复,身体健康,心情愉快! 疾病只是暂时的。相信您会越来越好!

二、团体心理支持

团体心理支持,是指将患者组织在一起,以团体的形式进行心理支持的方法。1905 年美国普拉特医生首先采用该方法,组成了结核病患者心理小组,帮助结核病患者控制病情。

团体心理支持是相对一对一的个体心理支持而言的。顾名思义,它是一种在团体情境下提供心理帮助与指导的一种支持形式,即由专业人员根据咨询对象问题的相似性或咨询对象自发,组成课题小组,通过讲课、共同商讨、现身说法、训练、引导,解决成员共同的发展或共有的心理问题。团体心理支持既是一种有效的心理治疗,也是一种有效的教育活动。

(一)团体心理支持的优势特点

团体心理支持与个体心理支持最大的区别在于咨询对象对自己问题的认识、解决是在团体中通过成员间的交流,相互作用,相互影响来实现的。具体而言,有以下几个特点:

1. 团体支持感染力强,影响广泛。这是因为群体的互动作用促进了信息的传递和自主性的激发,也就是团体动力的形成。在团体中,团体动力对于团体目标的实现有着很重要的作用,而团体成员也是靠着动力来相互作用、相互影响来解决自己的问题。

2. 团体支持效率高,省时省力。相对于个体一次只解决一个人的问题,团体在解决问题方面,时间和精力是很有效率的。并且,团体中成员及其问题的复杂性,也会给团体成员更多的收获。

3. 团体咨询效果容易巩固。团体支持创造了一个类似真实的社会生活情境,增强了实践作用,也拉近了与生活的距离,使得支持较易出现成果而成果也较易迁移到日常生活中。

4. 团体支持在改善人际关系等方面效果很好,特别适用于人际关系适应不良的人。

(二)团体心理支持小组的设置

1. 一般是由 1~2 名带领者,8~15 名成员组成。团体活动以聚会的方式开展,可每周 1 次,每次时间 1.5~2 小时,活动次数可视患者的具体问题和具体情况而定,一般治疗期间小组活动 4~8 次为宜。活动场所:地面式或网络视频。目前网络视频形式越来越受到欢迎,节约活动成本,同时避免交叉感染。

2. 可采用结构式和非结构式进行团体心理活动。结构式团体心理支持是指带领者事先做了充分的计划和准备,设定活动的主题,安排有固定程序的活动,让组员来实施治疗的团体小组;非结构式团体心理支持是带领者不安排有程序的固定活动,活动相对自由,利用团体的动力,组员之间彼此影响,对组员实施治疗。对于结核病团体心理支持来说患者治疗初期可采用结构式的团体心理支持,带领者以健康宣教、知识普及为主,帮助患者合理认识结核病的治疗和转归,识别自我情绪和认知。

3. 小组活动之前所有参加人员包括带领者需签署知情同意书(包括小组活动目标、活动时间、活动频次、带领者和组员的责任、权利、义务等)和小组保密协议,强调保密原则。

4. 团体小组活动的阶段 相识形成阶段、信任融入阶段、问题解决阶段、结束评估阶段(表 4-3)。

表 4-3　团体小组各阶段特征及主要活动

类别	相识形成阶段	融入信任阶段	问题解决阶段	评估结束阶段
特征	组员初步相识,带领者营造团体氛围,成员试验性的探索	组员的焦虑和心理抗拒形式。带领者采取有效介入帮助组员面对并解决冲突和消极心理	其乐融融,相互信任,团体依赖荣誉感增强	对团体的依恋和不舍
主要活动	准备破冰游戏,带领者和组员自我介绍,带领者需引导鼓励,组员发言,制定团体目标,聚焦组员希望	带领者实施心理健康宣教和健康促进宣教,识别组员情绪,帮助组员认识感受并表达情绪,乐观面对而非回避,体会在团体中的责任。帮助组员学习建设性的提问	带领者鼓励组员突破沟通通限制,敢于发言,敞开心扉,自由表达,深度交流,宣泄情绪,分享自我经验,表达自我需求,倾听小组的不同声音,增加组员之间的信任感和接纳度,强化组员的自我价值感。这个阶段是团体进入深层次的工作阶段	带领者需帮助组员处理对团体的分离情绪比完成尚未解决的问题。组织组员评价团体的支持作用,针对想要有的改变的做出选择和计划。带领组员回顾小组活动历程,互相道别和祝福,共同计划结束后的安排,提供以后的服务资源,总结分享感受
注意事项	开始活动前,准备保密协议。营造安全、温暖氛围。环境布置,教具等	获得专业权威感和组员的心理信任感	带领者给予组员更强的安全感,保持中立原则,避免组员之间的攻击言语	活动结束前的前两次,提前告知活动结束日期,预防分离焦虑

第四节 结核病患者及特殊人群常见的心理问题和干预措施

一、结核病患者常见心理问题和干预措施

结核病患者心理负担重,在得知患病后、住院期、康复期等不同时期,心理状态有所不同,心理治疗需要有所侧重。一般来说,早期症状不明显或仅有反复感冒样的咳嗽、低热,一旦确认了结核病的诊断,或出现大咯血后,患者往往出现否认、紧张、恐惧、焦虑、自卑、多疑、压抑、孤独、愤怒等"情感震荡"表现。处于结核病中晚期发现的中重症患者容易感到沮丧、抑郁、悲观、失望、绝望,甚至出现自杀观念或自杀行为(表 4-4)。

表 4-4 结核病患者常见心理问题的分析与干预措施

编号	患者的感受	情绪反应	干预措施
1	认为自己只是感冒发热,医生诊断失误,反复就医	否认、怀疑、愤怒	1. 理解接纳患者情绪反应,共情,安抚患者情绪 2. 耐心宣传结核病健康知识 3. 强调及时就医治疗的重要性
2	患者担心传染给家人	紧张、恐惧、焦虑、抑郁、厌烦	1. 讲解与示范如何在家中做好感染控制 2. 鼓励和患者关系密切的人员做结核病的筛查出现可疑症状时,及早就医 3. 强调坚持规范治疗是降低传染风险的重要保证 4. 确认患者是否理解掌握了以上建议,同时讨论实施以上的建议会遇到什么阻力,如何克服这些困难
3	担心会影个人事业发展、婚姻或家庭生活	紧张、恐惧、焦虑、抑郁、厌烦	1. 倾听共情,认同对方的感受 2. 利用"叉路口"图表,与患者一起分析,要在"坚持治疗"与"个人事业、婚姻与家庭生活"做个选择会产生怎么的结果。让患者意识到:病还没养好,没有足够的体力和精力来应付工作、学习和家庭生活,为坚持治病而失去好的发展机会只是暂时的,病无法治愈而失去长期的个人健康和更多的发展机会才是最可怕的 3. 与患者一起讨论分析在坚持治疗的同时如何可以减少负面影响 4. 帮助患者学习了解国家的相关法规、政策,维护自己的合法权益

续表

编号	患者的感受	情绪反应	干预措施
4	疾病已经影响到个人的事业发展、正常的家庭生活	紧张、恐惧、焦虑、抑郁、厌烦	1. 倾听患者讲述自己的遭遇 2. 分析患者的遭遇是基于事实,还是患者的主观猜测或臆想 3. 遵循第3条的应对策略
5	因为患病,需要休养,家庭收入减少,支出增加,经济负担加大	焦虑、抑郁、厌烦、内疚、惭愧、自责	1. 认同对方的处境和感受,强调只要把病治好,治疗期内面临的经济困难只是暂时的,怕的是,为了钱耽误病情而使自己长期无法摆脱贫困。利用其他患者的亲身经历会更有说服力 2. 与患者讨论分析出现经济困难的具体原因,计划患病期间如何减少不必要的开支,如何获得经济上的帮助 3. 提供患者一些可以减免费用的渠道和信息(如:医保报销、申领免费抗结核药、申请低保等)
6	觉得自己没用,成为别人的负担	抑郁、自卑、孤僻、多疑、内疚(病耻感)、易怒	1. 通过自己和其他患者的经历来认同对方的感受 2. 强调结核病治疗周期长,易反复,患者应把治病放在第一位,应不惜一切代价将病一次性治好,这其中包括家人的支持与照顾 3. 将负能量转化为鼓励患者的正能量:引导患者将"别人的负担"理解为"家人的关心与爱",将病治好才是对家人的最好交代,治好病才有能力孝敬和报答家人 4. 分享其他患者是如何积极地看待这个问题的 5. 协助患者就自己的感受与家人谈一谈,寻求进一步的理解 6. 建议患者可以做一些自己力所能及的事来帮衬家里人
7	担心别人议论,看不起、疏远或歧视	自卑、孤独、多疑、易怒、易激惹	1. 认同对方的感受 2. 询问患者,生活圈子里面哪些是他最在乎的人? 自己不在乎的人有什么态度和行为对我不会产生任何实质的影响? 何必自寻烦恼? 3. 请患者换位思考,他最在乎的这些人知道他是肺结核病的话会是什么反应? 他们为什么会有这种反应?"也许他们只是害怕被传染,对您没有什么不好的看法。普及一些结核病知识,了解多了,也就不害怕了" 4. 引导患者思考以下几个问题:以前是否曾发生过你担心的事? 如果担心的事真的发生了会有什么结果,会糟糕到何种地步? 对患者会造成怎样的伤害? 然后反问出现这种结果的可能性有多高? 很多情况下,患者没有,也不敢细致地,有理性地分析自己所"担忧"的后果

编号	患者的感受	情绪反应	干预措施
8	已经有被别人看不起、疏远或歧视的遭遇	自卑、孤独、寂寞、多疑、易怒、麻木、失望	1. 倾听患者讲述自己的遭遇 2. 分析患者的遭遇是基于事实，还是患者的主观猜测或臆想 3. 遵循第 7 条的干预措施
9	经常担心自己已经耐药了，身体会出现不可逆转的药物不良反应	紧张、恐惧、焦虑、多疑	1. 认同患者的感受 2. 对患者能够重视耐药和药物不良反应的问题表示积极的肯定 3. 请患者详细解释自己担心的理由，与患者一起分析以往的依从性行为和不良反应症状来评估其风险 4. 强调只要是坚持规范规律的治疗，不用过于担心这些问题 5. 强调仅凭感觉是不能判断一个人是否耐药或出现不可逆转的药物不良反应，借此鼓励患者坚持定期复查 6. 如果经评估患者确实有存在耐药的风险，请患者寻求结核医生帮助，接受专业的诊断检查。有些患者相信科学诊断结果，会感受心安 7. 有些患者经过以上的疏导和开解仍然十分担心，甚至经常打电话重复同样的忧虑，请明确表示，我们已经谈过这个问题，果断结束这个话题。必要时需要寻求心理医生的帮助
10	感觉自己已经治愈无望，再也承受不住各种折磨和压力	失望、无助、绝望、悲观、怨天尤人。报复社会	1. 许多复治患者、耐药患者有漫长的治疗经历，对治疗缺乏信心和动力，以前不好的遭遇会固化他们对治疗的看法，可以鼓励患者倾诉以往的就医经历 2. 在理解患者经历的基础上认同患者的感受 3. 提升患者对治疗的信心。强调经过专业规范的治疗是有被治愈的机会。与患者一起分析之前治疗失败的原因，评估患者以往的治疗依从性（可能的原因有：没到专业的结核病诊疗机构就诊、治疗方案不规范、患者的依从性不好等），强调保持良好的治疗依从性是有可能治愈的
11	经过一段时间的治疗，病情稍微好转或各种症状消失，误以为治愈。或者以为此病很容易治，不必那么认真	盲目乐观，轻视治疗、不在乎	1. 宣传抗结核治疗规律、全疗程治疗的重要性 2. 告知患者不全程治疗的危害

这些消极情绪一旦得不到及时纾解或疏导会影响患者的心身健康，出现免疫力下降、病情恶化、复发或者持久不愈。随着疾病对家庭的影响，患者的负性心理反应宣泄在家人身上，患者的家人也容易感染上消极的情绪和心理反应。

一般情况下，以上一些常见的心理问题并不一定需要专业的心理医生或心理咨询师才能处理，社区随访与关怀人员应学会分析心病的"病根"，在清楚患者心理反应形成原因的基础上采取相应的心理干预措施：

1. 给予患者宣泄情绪的时间，不刻意回避；让患者谈论自己的遭遇或感受，包括一些隐藏压抑在心内，不为人知的感受或经历。

2. 有些心理反应（紧张、焦虑、恐惧等）因缺乏结核病防治知识与技能，患者心里没底，感觉手足无措，通过适当的健康知识教育可以处理。

3. 避免使用一些老生常谈的表达来安慰对方，如："看淡些吧""一切都会好起来的""别难过啦"。这些表达表面似在开解，实则苍白无力，甚至给对方有"站着说话不腰疼"的感觉；有时一个拥抱、一个微笑、递上一杯热茶等，这些非语言性的表达会让患者感觉到被关怀，被温暖，被支持。

4. 许多人会把"心理问题"与"精神病"等同起来，从而使"心理问题"成为一个负面，令人难堪的词语，患者常常因此而产生戒备或自我否认，故与患者交流时应谨慎使用这一令人敏感的词汇，结核病患者患病期间更多的是因病引起的"心理困扰"或"心理问题"而非精神疾病。

5. 有些负性情绪需要我们通过细心开导来使患者慢慢接受，找到平衡，懂得释怀。通常，建议患者根据个人爱好可以找一些力所能及的自己喜欢或令人舒心放松的事情，这样可以帮助转移注意力，如：做轻体力的家务、不太激烈的运动、听音乐、看电视电影、看书、上网、通过网络与亲人、朋友、病友聊天、把自己的感受记录下来等。

6. 有些负性情绪并不是提供知识就能解决得了，也不是患者个人能够顺利解决的，需要帮助患者找到自己的社会支持系统资源，动员外部资源（患者的家人、朋友、医生等）为患者提供关怀与支持。

7. 如果患者的心理反应经过心理支持的过程仍无法缓解甚至恶化，需及时转介寻求专业心理医生的支持。

8. 因抗结核药物的副作用,一些负面的心理反应是由抗结核药物(环丝氨酸、喹诺酮类药物)引起的。例如,环丝氨酸会产生中枢神经系统的毒副反应,引发头痛、眩晕、嗜睡、行为异常、精神抑郁、定向或记忆障碍、震颤、抽搐、烦躁不安、惊厥或昏迷,甚至精神障碍和自杀倾向。针对这类患者,通过倾听和认同感受来稳定患者情绪,切勿激怒患者;如果患者有行为反常或过激的情况,且毒副反应越发严重,需及时联系其主治医生处理。

二、特殊人群的心理问题及支持

(一)老年结核病患者

心理特点:老年结核病患者随着年龄增高,价值感降低,对疾病、死亡更加敏感,更容易产生焦虑、抑郁、悲观、无力、过分依赖、情绪易激动、心理脆弱、失眠、食欲下降、担心传染给家人等。

心理支持:了解老年人心理特点,及时给予安慰,疏导情绪,耐心倾听患者的担心和顾虑,宣传结核病治疗的新进展;尊重患者的意见和要求;鼓励老年结核病患者积极面对,要保持和家人的联系,避免孤独感。

行为方面可指导老年患者做一些力所能及的肢体活动,特别是上肢的运动如太极拳等。

老年结核病患者的心理支持过程示例:

某男性,70 岁,已婚,入院第三天。

第一步,了解收集患者信息资料。

1. 耐心倾听患者的患病经过和对结核病的认知(患者感觉病程太漫长了,治疗信心不强),给予结核病健康知识宣教,鼓励坚持治疗。

2. 家庭状况(评估社会支持系统)　已退休,以前是职业司机。已婚,一个女儿已婚有小孩(担心传染后代)。家庭兄弟姐妹关系一般(既往的生活压力),既往性格比较急躁,认为现在自己很糟糕。

第二步,了解患者目前心理状态和认知。

1. 目前心理状态　住院以后患者情绪比较急躁,自我价值贬低,感觉自己要远离家人和朋友。住院以后,情绪不安,睡觉不好(量化睡眠时长),每晚睡 3 个多小时,和医护人员有过争执(情绪不稳),经过病友的劝导逐渐安静下来。比较容易动感情,看到同病房的年轻患者会很同情惋惜(哭泣、情绪宣泄)。

2. 目前最担心的问题 觉得无法见家人和朋友,连累了老伴(内疚感),自己得了这个病很没面子(病耻感)。对病程过长,感觉很无奈无力,难过。

第三步,评估患者心理状态水平。

患者抑郁和焦虑心理自评量表显示高于正常水平。

第四步,关注患者情绪,给予心理支持。

1. 调动正向能量(同情心),回顾以往克服生活困难的能力(以往积极经验、寻找资源)。并和同病房患者一起讨论。同病房的病友非常羡慕老人被心理支持,积极参与进来,让老人感觉被关爱、被温暖。

2. 指导患者正确看待病情,减轻"病耻感",坚持服药,增加营养,适当锻炼身体,保持愉悦的心情,结核病是可以治愈的。

第五步,心理支持效果评估。

1. 患者觉得被关心和支持,感觉心灵得到安抚,会谈后心情好转,心情改善显著,心情状态自我评分干预前 3 分,干预后提高到 7 分,增强了战胜疾病的信心,安心配合治疗康复。

2. 焦虑和抑郁自评量表测评,结果显示,焦虑和抑郁情绪显著改善。

(二)女性妊娠生育期结核病患者

心理特点:面临妊娠生育和结核病的双重压力。表现为神经衰弱、失眠、食欲缺乏、敏感、爱哭、性情沮丧、忧伤等,特别是焦虑、恐惧结核病对家庭夫妻生活、妊娠生育及婴儿哺乳的影响。有的患者会发生癔症样过激反应。

心理支持:结核病健康教育宣教,宣传结核病对女性特殊时期的影响,树立正确的治疗理念,听从医生的指导做出生育计划,帮助患者宣泄情绪,逐渐平复过激表现。

行为方面可利用女性的细腻、敏感的特质,学会音乐放松疗法,呼吸放松疗法,冥想等。

女性生育妊娠期结核病患者心理支持示例:

某女,24 岁,已婚,入院第 2 天。

第一步,了解收集患者信息资料。

1. 倾听、收集信息 患者年初结婚,本来想要孩子,没想到本月初开始出现症状,两周后确诊。确诊后担心传染给亲人,担心失去自己的工作,担心在同事中会传染,担心影响家庭生活,担心影响以后生育(担心、焦虑情绪)。

2. 了解患者生理、心理状态和疾病认知 入院后睡眠不好,做噩梦,不适应住院。食欲缺乏,一想到要服药半年以上,药物还有很多副作用就会非常恐惧,同时伴有愤怒情绪,觉得自己家里没有人得这种病我为什么自己会得?

第二步,关注患者情绪,给予心理支持。

1. 对患者进行了科普知识宣传和心理安慰,讲解病情和以后生育的关系,治愈以后,听从医生的医嘱,再计划生育时间,一般治愈后,不影响今后的生育。

2. 帮助患者进行事件排序,对目前生活中的重大事件,治病、夫妻关系、生育计划、工作等进行排序,患者认为目前最重要的是治疗疾病,同时找到自己的支持系统,得到丈夫的关心照顾。

3. 纾解患者情绪 心理支持使患者感觉被关注,体验了一种新的医学模式,情绪得到宣泄,心境得到改善(干预前心情状态评分 4 分,干预后8 分),增加了战胜疾病的信心。

第三步,反馈和评估。

1. 一个月后出院,电话回访患者,患者心情较愉悦,睡眠和食欲得到改善,告知咨询师她的痰菌转阴了,心里很高兴,但是由于自己胃肠道不良,药物不良反应较大,正在积极配合治疗,工作方面虽然出现一些问题,但是相信自己能够积极面对。和丈夫的关系也没有受到疾病影响,有了家人和社会的关怀支持,自己有信心战胜结核病。

2. 焦虑和抑郁自评量表结果显示正常水平。

（三）儿童群体结核病患者

心理特点:结核病对个体来说是一种应激刺激,儿童处理应激事物的应对能力十分有限,尤其是幼小的儿童特别容易受到这一危机的危害。所以,要针对患儿所出现的心理问题,实施系统化的心理支持,以促进患儿身心早日康复。儿童结核病患者,语言表达力有限,常常用躯体表达诉求。焦虑、恐惧心理一般通过行为表现出来,如:摔东西、哭闹、手咬、脚踢父母及医护人员等攻击性行为,拒绝与人沟通,出现咬指甲、吮手、大龄儿童尿床等退行性行为。

心理支持:儿童患病期间家属要尽量多陪伴,要经常与儿童进行心理交流,疏通情感,使患儿不感到孤独、焦虑、恐惧、紧张,增加儿童的安全感和归属感;医护人员在与儿童交流时,尽量提出简单问题,鼓励儿童用语言表达,以调动儿童的积极性,当儿童作答后,及时进行称赞,帮助其增强自信。

儿童结核病患者也可以用沙盘游戏、音乐、绘画等形式了解儿童心理,积极给予心理支持。

（四）耐药结核病患者

心理特点:耐多药结核病患者病程长,治疗困难,治疗成本高、经济负担重,心理压力大,焦虑、抑郁、悲观情绪更为复杂多变,有时出现患者会出现情绪失控,甚至抗拒治疗,给治疗工作带来很大难度。加上长期治疗需要大笔的医疗费用,患者各方面均遭受较大打击,影响治疗依从性。

心理支持:对耐药结核病患者应作为重点人群,定期进行心理支持纾解不良情绪,多沟通、多交流、对患者要有尊重,态度要和蔼,尊重患者的隐私并为他们保守秘密。让患者感受自己被重视,没有被歧视,没有被社会与家人抛弃,增强治愈的信心。必要的时候要让心理医生参与进来,经过心理医生的治疗,帮助患者获得更多的社会支持,重建心理建设,使患者体会到自己是被理解、关注与支持的,是被大家所认可的,帮助患者缓解焦虑情绪,提高生活质量。用积极、乐观的心态对待疾病,从而增加疾病治愈和勇敢面对生活的信心。

行为方面可以指导患者学习放松疗法,冥想,身体扫描等。

（五）结核病家属

心理特点：亲人患病给患者家属造成的心理创伤是不可能忽视的，过强或者过长的应激刺激也会导致患者家属一系列疾病的发生。照顾结核病患者是一个费心费力的工作。可能会影响患者家属的身体状况、体力、精神、经济状况、人际关系、自我形象、生活品质等。患者家属也会觉得手足无措、害怕、孤单、无助、伤痛、忧郁等，不得不调整生活重心，照顾结核病患者的过程中，可能觉得自己一无所知（对治疗方法、患者的反应、心理的变化起伏）；分身乏术（身心疲惫）；孤单（没人知道你的苦衷、不被理解）；随之患者的治疗过程，患者家属的情绪起伏波动剧烈。

心理支持：结核病患者家属在陪伴患者的同时也是一个重新认识学习结核病防治和健康教育的机会。患者家属应学习正确的结核病防治知识，以开放的态度应对亲人患病，应与患者真诚相待，开诚布公的沟通，帮助、尊重结核病患者做出正确治疗决定。

结核病患者家属要重新调整生活上的优先顺序，使和患者的生活计划或期望有些弹性调整；患者家属可寻找他人帮助，请他人来帮助处理一些琐事，让自己有时间休息或做更重要的事。

结核病患者家属同时也要注意自身的防护，照顾好自己，例如：做好与结核病患者的消毒隔离，给自己留些时间做平日喜欢的，松弛心身的事情。

结核病患者家属可设立一些合理可完成的目标。当完成这些目标时，会有些成就感，减轻无助或无望感。容许患者家属心中的忧伤和愤怒合宜地表达。

结核病患者家属应注意其他家人的感受，尤其是年长的父母和年幼的儿女。

必要时可寻求专业心理帮助。

第五节　结核病患者心理支持的效果评估

结核病患者心理支持效果评估目的有两个：一是对被支持个体的心

理状态改善以及结核病知识、信念、行为的改变情况的评估评价,以提高患者的治疗依从性,保证良好治疗效果;二是对心理支持提供方的工作流程、方法以及患者的接受程度进行评价,以不断提高心理支持工作质量。

一、个体心理支持效果评估

(一) 个体心理支持效果评估的维度

根据心理支持的目的,从四个维度多效果进行个体评估:

1. 被支持者主观认识、自我感受和社会适应状况的改变。如被支持者结核病感到恐惧心理减轻,能够接受"结核病患者"角色的客观现实改变,治疗顺从性提高等。

2. 心理测评指标的变化。如某些症状自评量表分数得到改善,能够更加积极的自我评价。

3. 周围人特别是家人、朋友和同事对患者改善状况的评定。如家人和朋友感觉被支持者不再乱发脾气或者沉默不语,开始愿意与人做正常沟通。

4. 心理支持者的客观评估。如被支持者思维方式、认知、情绪、情感发生变化及行为、主观能动性的变化。

(二) 利用心理状况自评表和问卷了解、评估患者心理状况

1. 心理状况自评表 1 为抑郁自评量表(SDS),心理状况自评表 2 为焦虑自评量表(SAS)(心理状况自评表附录 4)。

需要注意的是自评量表测量的是自评者近一周的实际感觉,对文化程度太低,不能理解或看不懂问题内容的患者,可由工作人员逐条念给被支持者听,让其独自做出评定。建议全疗程做 2~3 次(心理支持前,心理支持后。治疗期间如有特别需要可以加做 1 次),便于评估对比。

2. 结核病患者知识行为调查问卷(参见附录 5)。

3. 心情改善自评。被支持者根据自己情绪、行为、自我评价等做出评分。评分为 0~10 分。

0~2 分为极差,3~4 分为比较差,5~6 分为一般,7~8 分为较好,9~10 分为非常好。

心情评分可以每次心理支持后自评,也可以在心理支持阶段结束后自评。

二、心理支持提供机构的评价

(一)过程指标

1. 提供心理支持的结核病患者人数和次数

定义:在某一地区一定期间内为结核病患者提供团体或个体心理支持的人数和次数。

2. 每年组织开展的结核病患者心理支持的团体活动次数

定义:在某一地区一定期间内为结核病患者提供团体心理支持的次数,包括单次团体和多次团体。

(二)效果指标

1. 接受心理支持的结核病患者心情改善率

定义:一定期间在接受心理支持后心情得到改善的结核病患者数占接受心理支持的结核病患者数的百分比。

心情改善评估:心理支持前心情打分,心理支持后心情打分,分数提高即为改善。

公式:$结核病患者心情改善率 = \dfrac{心情得到改善的肺结核患者数}{接受心理支持的结核病患者数} \times 100\%$

结核病患者心情改善率应在 80% 以上为达标。

2. 接受心理支持的结核病患者的结核病特定知识的知晓率

定义:某地区在某特定时间内全部调查的接受心理支持的结核病患者回答正确的结核病特定知识条目总数占全部调查对象需回答条目总数的百分比。

公式:$\dfrac{结核病特定}{知识的知晓率} = \dfrac{回答正确的结核病特定知识条目总数}{全部调查对象需回答条目总数} \times 100\%$

3. 结核病患者对心理支持活动的满意率

定义:某地区在某特定时间内对心理支持服务满意的结核病患者人数与所调查的接受心理支持服务的患者数的百分比。

公式:满意率 = $\dfrac{\text{对心理支持服务满意的结核病患者人数}}{\text{调查接受心理支持服务的患者数}} \times 100\%$

可以分为非常满意、比较满意、一般、比较不满意、非常不满意五个级别。

（三）评估方法

1. 定量

（1）调查对象:接受过团体治疗支持及个体电话咨询的患者。

（2）抽样方法:整群抽样。从第一次开展团体治疗支持活动或个体电话咨询直至每县完成相应数量的问卷调查为止的所有患者为观察样本。

（3）调查方法:使用结核病患者团体心理支持效果调查问卷,在团体活动前后各开展一次问卷调查,至完成相应数量为止(评估问卷见附录5)。个体电话咨询的患者:从心理支持医师的记录中收集数据,至完成相应数量为止。

2. 定性

（1）小组访谈:已接受过治疗支持的结核病患者采用6~8人的专题小组访谈。按接受支持的方式分为两组:一组为接受过团体小组活动的患者,一组为接受过个体电话咨询且传染性已降低的患者。(访谈提纲见附录6)

（2）个人访谈:对工作人员、提供心理支持人员及相关人员采取个人深入访谈。

第五章

结核病营养支持

营养不良不仅是结核病发病的高危因素,也是结核病病情加重或进展的因素之一,如果患者确诊结核病时伴有营养不良,其死亡或结核病复发的风险增加,所以,结核病的发生、发展及预后都与营养有关。

第一节 概　　述

据 2010 年全国第五次结核病流行病学抽样调查结果显示,我国乡村结核病的患病率明显高于城镇,西部地区活动性、涂阳肺结核患病率明显高于东部地区。导致这种差距的主要原因是乡村居民和西部地区居民的经济收入、健康教育普及程度、医疗资源配置等相对较弱,从而使患者的用药依从性、各种辅助治疗应用和营养干预等方面得不到合理的保证,贫穷相关的营养不良是结核病发病的高危因素之一。

结核病和营养之间存在着双向关系,相互影响,互为因果。结核病也可以导致营养风险发生,营养风险未及时纠正,易出现营养相关性疾病,如营养不良、药物性肝损伤、免疫功能低下、肺部感染、电解质紊乱等,从而增加抗结核药物治疗失败的风险。结核对营养状况的影响表现在:结核分枝杆菌排出的毒素对患者机体造成损害,可影响患者的营养状态。结核病患者长期发热可导致蛋白质分解增加,患者出现食欲缺乏、呕吐、腹泻等症状,导致机体蛋白质摄入不足。结核性多浆膜腔积液可导致机体大量丢失蛋白质。多种因素均可导致患者极易出现营养风险,甚至蛋白质 - 能量营养不良。

营养对结核的影响表现在:结核病的发生与机体免疫力下降有关,营养不良可能导致营养获得性免疫缺陷综合征,大大增加了个体对疾病感染进展的易感性,从而增加结核病潜伏期发展为活动期的概率。保证各类营养素达到推荐摄入量对于维持人体免疫力有着重要作用,良好的饮食习惯有助于预防结核病的发生,蔬菜类、水果类、红肉类、白肉类、坚果类食物可以有效降低结核病的发病风险。当机体罹患结核病后,保证各类食物的摄入也有利于预防营养不良的发生。营养状况还会影响结核病患者的病程和预后,能量摄入不足,体质量指数(body mass index,BMI)降低,白蛋白(albumin,ALB)降低,C反应蛋白(C-reactive protein,CRP)和糖化血红蛋白(HbA1c)升高均会延长痰菌转阴时间。

很多结核病患者在长时间规律服药后病情好转缓慢,很大一部分原因与自身抵抗力和营养不足有关,光吃药只是事倍功半,结核病的治疗需要依靠两支强大的作战部队,一方面,抗结核药物负责冲锋陷阵,奋勇杀敌;另一方面,自身免疫力必须里应外合,做好防御和修补工作。因此,结核病患者在规律服药的同时,科学合理的营养管理同样必要,应尽早对结核病患者进行营养筛查、评定,并针对存在营养不良及营养风险者进行必要的营养治疗。

第二节　营养筛查与评定

WHO于2013年提出营养筛查、营养评定和营养管理是结核病诊疗的组成部分。

一、营养筛查

目前,国内外常用营养筛查工具包括欧洲营养风险筛查2002(nutritional risk screening 2002,NRS2002)、主观综合评定法(subjective global assessment,SGA)、微型营养评估(mini nutritional assessment,MNA)、营养不良通用筛查工具(malnutrition universal screening tool,MUST)和营养风险指数(nutritional risk index,NRI)等。上述方法中,NRS2002属于纯筛查性质的,SGA属于纯评估性质的,MNA、MUST兼备筛查与评估功能,NRS2002较SGA、NRI和MUST具有更高的敏感度和特异度,该方法建立

在循证医学基础上,不仅简便易行,且具有较高的临床实用性和有效性。我国学者也多次使用 NRS2002 对结核病患者进行营养筛查,认为可作为评估患者预后和临床结局的指标。

(一)欧洲营养风险筛查 2002 介绍

NRS2002 来自 128 个临床随机对照研究(RCT),用于评估住院患者是否存在营养风险、是否给予营养支持及是否影响临床结局。

1. 首次营养风险筛查先要询问以下内容(表 5-1)并进行判断,如有任一问题的答案为"是",则按表 5-2 继续进行筛查;如所有问题的答案均为"否",则不需要进行表 5-2 的筛查,总评分结果记为 0 分,一周后重新进行筛查。

表 5-1　初步筛查表

问题	是	否
(1)BMI<18.5kg/m² 吗?	(　)	(　)
(2)最近 1~3 个月内患者体重有下降吗?	(　)	(　)
(3)最近一个星期内患者的膳食摄入有减少吗?	(　)	(　)
(4)患者的病情严重吗?	(　)	(　)
(5)ALB<35g/L 或前白蛋白 <0.2g/L	(　)	(　)

2. 最终筛查,评价结果由三部分分数构成(表 5-2)。

表 5-2　最终筛查表

营养状态受损评分:		得分
无(0分)	正常营养状态	
轻度(1分)	(1)3 个月内体重丢失 >5%; (2)前一周食物摄入为正常需要量的 50%~75%	
中度(2分)	(1)2 个月内体重丢失 >5%; (2)前一周食物摄入为正常需要量的 25%~50%	
重度(3分)	(1)1 个月内体重丢失 >5%; (2)前一周食物摄入为正常需要量的 25% 以下; (3)BMI<18.5kg/m²	

续表

疾病严重程度(营养需要量增加)评分:		得分
无(0 分)	正常营养需要量	
轻度(1 分)	(1) 髋骨骨折; (2) 慢性疾病有并发症; (3) COPD; (4) 血液透析; (5) 肝硬化; (6) 糖尿病; (7) 一般恶性肿瘤; (8) 其他_____	
中度(2 分)	(1) 腹部大手术; (2) 脑卒中; (3) 重度肺炎; (4) 血液恶性肿瘤; (5) 其他_____	
重度(3 分)	(1) 颅脑损伤; (2) 骨髓移植; (3) APACHE 大于 10 分的 ICU 患者; (4) 其他_____	
年龄评分:		得分
0 分	年龄 <70	
1 分	年龄 ≥70	
总分:		

3. 营养风险筛查结果评价

(1) 总评分≥3 分:说明患者存在营养风险,需进一步营养评定,并开始制定营养干预计划。

(2) 总评分 <3 分:患者需每周重复营养风险筛查。如复查结果≥3分,则需进一步营养评定和治疗。

(二)微型营养评估介绍

微型营养评估是一种简单、快速,适用于评价患者(特别是老年人)营养状况的方法。内容包括人体测量、整体评价、膳食问卷及主观评价等,各项评分相加即得 MNA 总分(表 5-3)。

表 5-3　微型营养评价问卷表

姓名：　　　　　　　性别：　　　　　　　　　　出生年月：

家庭地址：

原有疾病：

体重 /kg：　　　　　　　身高 /m：　　　　　　　　血压：

(1) 筛选 (按不同程度给予量化评分)

①既往 3 个月内是否由于食欲下降、消化问题、咀嚼或吞咽困难而摄食减少？

0= 食欲完全丧失　　　1= 食欲中等度下　　　2= 食欲正常

②既往 3 个月内体重下降

0= 大于 3kg　　　1= 不知道　　　2=1~3kg　　　3= 无体重下降

③活动能力

0= 需卧床或长期坐着　　　1= 能不依赖床或椅子，但不能外出　　　2= 能独立外出

④既往 3 个月内有无重大心理变化或急性疾病？

0= 有　　　1= 无

⑤神经心理问题

0= 严重智力减退或抑郁　　　1= 轻度智力减退　　　2= 无问题

⑥ BMI/(kg·m^{-2})

0= 小于 18.5　　　1=18.5~ 小于 23.9　　　2=24~ 小于 28　　　3= 大于或等于 28

筛选总分 (14)：≥12　正常，无需以下评价

　　　　　　　　≤11　可能营养不良，继续以下评价

(2) 评价

⑦独立生活 (无护理或不住院)？

0= 否　　　1= 是

⑧每日应用处方药超过 3 种？

0= 是　　　1= 否

⑨压疮或皮肤溃疡？

0= 是　　　1= 否

⑩每日几次完成全部饭菜？

0=1 餐　　　1=2 餐　　　2=3 餐

⑪蛋白质摄入情况：

每日至少 1 份奶制品？　　　　　是　　　否

每周 2 份以上蔬果或蛋？　　　　是　　　否

每日肉、鱼或家禽？　　　　　　是　　　否

0.0=0 或 1 个 "是"　　　0.5=2 个 "是"　　　1.0=3 个 "是"

⑫每日 2 份以上水果或蔬菜？

0= 否　　　1= 是

⑬每日饮水量 (水、果汁、咖啡、茶、奶等)：

0.0= 小于 3 杯　　　0.5=3~5 杯　　　1.0= 大于 5 杯

⑭喂养方式：

0= 无法独立进食　　　1= 独立进食稍有困难　　　2= 完全独立进食

续表

⑮自我评定营养状况:

0= 营养不良　　　1= 不能确定　　　2= 营养良好

⑯与同龄人相比,你如何评价自己的健康状况?

0.0= 不太好　　　0.5= 不知道　　　1.0= 好　　　2.0= 较好

⑰上臂围 /cm:

0.0= 小于 21　　　0.5=21~22　　　1.0= 大于等于 22

⑱腓肠肌围 /cm:

0= 小于 31　　　1= 大于等于 31

⑲前白蛋白 /$(g \cdot L^{-1})$

0= 小于 0.08　　　1=0.10~0.16　　　2=0.16~0.2　　　3= 大于 0.2

评价总分(19):

筛选总分:

总分(33):17~23.5:有营养不良危险;<17:营养不良。

MNA 分级标准:总分≥24 表示营养状况良好;总分 17~24 为存在营养不良的危险;总分 <17 明确为营养不良。

(三)主观综合评定法介绍

SGA 内容包括:①患者近期的体质量下降程度;②饮食变化;③消化道症状;④生理功能状态;⑤所患疾病及其引发的营养需求变化;⑥皮脂消耗程度;⑦肌肉消耗程度;⑧体液平衡情况。评估标准为以上 8 项中至少 5 项属于 C 级或 B 级的患者可分别被判定为重度或轻 - 中度营养不良。

(四)其他营养筛查工具

其他营养筛查评估工具还有 NRI、MUST 等,不论使用何种筛查工具,营养不足的管理需要多学科间的协作,改善膳食和进餐环境、管理多种并存病、避免多种药物疗法及考虑是否需要使用营养补充剂或管饲。

二、营养评定

营养评定包括膳食调查(既往和近期进食情况、食物安全等)、人体测量(身高、体重和皮褶厚度等)、实验室检测(临床和营养相关检测)、临床症状和体征 4 个方面。

(一)膳食调查

膳食调查是营养评定的基础,通过膳食调查可以了解患者膳食能量

和营养素摄入的数量和质量,判断其营养需要的满足程度。膳食摄入量可以通过回顾性和前瞻性方法获得:

1. 入院前摄食情况　可以通过患者及家属的回忆,收集入院前3天患者的实际食物摄入情况和日常饮食行为特点。

2. 入院后摄食情况　建立患者食物摄入量卡或档案,详细记录3天各种食物摄入量和种类。

根据调查结果计算患者每日能量及各种营养素摄入量,并与营养膳食营养素参考摄入量比较,分析其营养素摄入情况。

(二)人体测量

人体测量是营养评定的重要组成部分,但是其作为了解营养状况的必要措施有优点也有局限性,因为此方法灵敏度较低,在短时间内不能看出营养状态的失衡,也不能肯定或确定属于哪一种营养素缺乏,疾病、遗传、昼夜差别等也干扰测量的灵敏度。主要包括身高、体重、三头肌皮褶厚度(TSF)、上臂围(MAC)与上臂肌围(AMC)、腰围和臀围,以及通过计算得到的BMI、腰臀比等指标。

1. 身高　分直接测量和间接测量。

直接测量:测量前应调整测量仪器,校对零点,检查立柱是否垂直,连接处是否紧密,测量时患者赤足,足跟紧靠,足尖外展60°,足跟、骶骨部及两肩间区与立柱相接触,躯干自认挺直,头部正直,上臂自然下垂,测量者站在被测量人一侧,移动身高计的水平板至被测人的头顶,使其松紧度适当,即可测量出身高。测试人员读数时双眼应与压板水平面等高进行读数。以厘米(cm)为单位,精确到小数点后1位(0.1cm)。

间接测量:住院患者身高测定可能存在因疾病状况,如昏迷、极度虚弱无法站立无法测量、或随年龄增加而发生的驼背等所致出现测量误差,因此对无法进行身高测定者可通过测定膝高或上臂距来推算身高。

(1)膝高的测量方法:受试者卧位,膝关节成90°角,使用膝高测量尺测量髌骨至足跟的距离为膝高,单位为厘米(cm)。适用于卧床或坐轮椅的患者。

计算公式:男性身高 =85.10+1.73× 膝高 –0.11× 年龄

女性身高 =91.45+1.53× 膝高 –0.16× 年龄

（2）上臂距的测量方法：受试者卧位，上臂与躯干成 90° 直角，使用无伸缩性材料制成的卷尺，胸骨切迹中点至中指与环指凹处的距离。

计算公式：男性身高 =1.40× 上臂距（cm）+57.8

女性身高 =1.35× 上臂距（cm）+60.1

2. 体重 体重是脂肪组织、瘦体组织和矿物质之和，体重的改变是与机体能量与蛋白质平衡改变相平行的，故体重可以从总体上反映人体的营养状况。影响体重的因素较多，如季节、疾病、进食，一天内体重也会随进食、大小便和出汗等有所变化。因此，体重的测定须保持时间、衣着、姿势等方面的一致，对住院患者一般应采取晨起空腹、排便后，着内衣裤测定。测量方法：被测量者赤足，男性患者着短裤，女性患者着短裤、短袖衫，站在称台中央，待指针稳定后读数。测试人员读数以千克为单位，精确到小数点后两位。

体重改变时应注意下列情况：①水肿、腹水等，引起细胞外液相对增加，并可掩盖化学物质及细胞内物质的丢失。②巨大肿瘤或者器官肥大等，可掩盖脂肪和肌肉组织丢失。③使用利尿剂会造成体重丢失的假象。④每日体重改变大于 0.5kg，往往提示是体内水分改变的结果。

3. BMI 体重指数，被认为是反映营养不良及肥胖症的可靠指标。计算公式为：BMI= 体重（kg）/ 身高（m）^{2}（表 5-4）。

表 5-4 BMI 评价标准

等级	BMI/（kg·m^{-2}）
肥胖	≥28.0
超重	24.0≤BMI≤27.9
正常	18.5≤BMI≤23.9
消瘦	<18.5

4. TSF 衡量身体脂肪贮存量的指标。通过皮下脂肪含量的测定可推算出体脂总量。测定方法：被测者立位，上臂自然下垂，取左（或右）上臂背侧肩胛骨肩峰至尺骨鹰嘴连线中点，于该点上方 2cm 处，测定者

以左手拇指与食指将皮肤连同皮下脂肪捏起呈褶皱,皮褶与上臂纵轴平行。然后用压力为 10g/mm² 的皮褶厚度计测定。应在夹住后 3 秒钟后取平均值。

结果判定:TSF 正常参考值男性为 8.3mm,女性为 15.3mm。实测值相当于正常值的 90% 以上为正常;介于 80%~90% 之间为轻度亏损;介于 60%~80% 之间为中度亏损;小于 60% 为重度亏损。

5. MAC 与 AMC　MAC 可代表皮下脂肪与骨骼肌的盈虚,AMC 是反映肌蛋白量的指标,代表体内蛋白质储备情况,测定方法:被测者上臂自然下垂,取上臂中点,用软尺测量。软尺误差不得大于 0.1cm。AMC 可由 MAC 换算求得:即:AMC(cm)=MAC(cm)−3.14×TSF(cm)。

结果评定:AMC 的文献标准值男性为 25.3cm,女性为 23.2cm,实测值在标准值 90% 以上时为正常;占标准值 80%~90% 时,为轻度营养不良;60%~80% 时,为中度营养不良;小于 60% 时,为重度营养不良。

6. 腰围、臀围和腰臀比　腰围是指腰部周径的长度。目前公认腰围是衡量脂肪在腹部蓄积(即中心型肥胖)程度最简单和实用的指标。

腰围的测定方法:患者空腹,着内衣裤,身体直立,腹部放松,双足分开约 30~40cm,测量者沿腋中线触摸最低肋骨下缘和髂嵴,将皮尺固定于最低肋骨下缘与髂嵴连线中点的水平位置,在调查对象呼气时读数,记录腰围。

臀围测量位置为臀部的最大伸展度处,皮尺水平环绕,精确度为 0.1cm,连续测量三次,取平均值。

计算腰臀围比值(WHR),WHR= 腰围(cm)/ 臀围(cm)。

(三)实验室检测

借用实验室检测发现人体营养储备水平低下、营养不足或营养过剩等状况,以预防营养相关疾病的发生,可为观察某些因素对人体营养状况的影响提供科学依据,常用指标如下:

1. 血清白蛋白(ALB)　ALB 通常是肝合成的主要蛋白质,是临床上评价蛋白质营养状况的常用指标之一。

2. 血红蛋白(HGB)　HGB 是红细胞内运输氧的一类蛋白质,临床可以用来判断是否贫血。

3. 淋巴细胞计数（LY#） LY# 是反映免疫功能的简易指标,在细胞防御功能低下,或者营养不良时降低。

4. 其他在营养评定时需要考虑的指标还有:血清总蛋白、转铁蛋白、白细胞计数、CRP、血脂及微量元素相关水平、肝肾心功能相关指标等。

（四）临床症状和体征

根据临床症状和体征判断患者是否存在营养不足或过剩所致营养相关疾病、明确其严重程度。某种营养素缺乏或过剩引起的营养相关疾病,在不同的疾病发展阶段呈现相应的特征性症状和体征。常见临床体征与可能缺乏的营养素关系（表 5-5）。现实生活中,个体可能同时存在多种营养素摄入不足或过剩,表现出的症状和体征也许并不典型,需与其他指标联合来判定。

表 5-5　常见临床体征与可能缺乏的营养素关系

部位	体征	可能缺乏的营养素
全身	消瘦或水肿、发育不良	能量、蛋白质、锌
	贫血	蛋白质、铁、叶酸、维生素 B_{12}、维生素 B_6、维生素 B_2、维生素 C
皮肤	干燥、毛囊角化	维生素 A
	毛囊四周出血点	维生素 C
	癞皮病皮炎	烟酸
	阴囊炎、脂溢性皮炎	维生素 B_2
头发	稀少、失去光泽	蛋白质、维生素 A
眼睛	比奥斑、角膜干燥、夜盲	维生素 A
唇	口角炎、唇炎	维生素 B_2
口腔	齿龈炎、齿龈出血、齿龈松肿	维生素 C
	舌炎、舌猩红、舌肉红	维生素 B_2、烟酸
	地图舌	维生素 B_2、烟酸、锌
指甲	舟状甲	铁
骨骼	颅骨软化、方颅、鸡胸、串珠肋、O 形腿、X 形腿	维生素 D

续表

部位	体征	可能缺乏的营养素
骨骼	骨膜下出血	维生素 C
神经	肌肉无力、四肢末端蚁行感、下肢肌肉疼痛	维生素 B_1

三、营养监测

接受营养管理的结核病患者,应定期监测营养相关指标的变化,以评估治疗效果,并及时作出方案的调整。监测内容和指标可根据病情而定,包括但不限于上述营养指标。

第三节　结核病的营养治疗

结核病患者的治疗正趋于向综合治疗方向发展,其中,营养治疗是其中重要的一环。根据患者病情,给予适合患者本人的个性化营养治疗是取得营养治疗效果的关键,患者的营养治疗方案遵循营养干预五阶梯治疗模式,一般结核病患者可遵循营养治疗总原则;对于食欲食量尚可但存在饮食习惯欠佳、摄入量不够均衡的患者可通过营养宣教的方式,对其纠正不良饮食习惯,促进营养均衡全面;对于合并其他疾病的患者以及肠结核、食欲食量差的患者应给予营养治疗膳食,同时对于入量仍不足的患者给予口服营养补充,必要时候进行肠内肠外营养支持。营养治疗的目的和原则包括:①纠正氨基酸比例失调,达到正氮平衡,防止营养不良;②改善整体健康状况,提高患者的生活质量;③保证维生素和膳食纤维的摄入,三餐营养素合理分配;④实行个性化营养治疗。

一、营养治疗总原则

(一)能量

能量的供给对于结核病患者来说应稍高于正常人,一般以能维持正常体重为原则,在毒血症不明显,消化功能良好的情况下,按每千克体重

40~50kcal 的能量供给,全日能量达 2 400~3 000kcal 为宜,以满足患者的生理需求及疾病的消耗。但结核肥胖患者、老年患者及伴有心血管疾病的患者能量不宜过高,一般控制在 2 000kcal 左右。

(二)蛋白质

蛋白质是构成细胞的重要物质,并维持人体正常的生理功能,如人体内发挥免疫功能的抗体、白细胞和淋巴组织都是由蛋白质构成的。优质高蛋白饮食可利于结核病灶的修复,因此蛋白质是保证结核病营养治疗的第一要素。提高蛋白质的供给量,占总热量20%,或按每公斤体重计算,给予结核合并糖尿病患者每天每公斤体重 1.5~2g 蛋白质,其中优质蛋白质应占 50% 以上,优质蛋白质来源于乳类、蛋类、鱼类、肉类、动物内脏和豆制品等。牛奶中含有丰富的酪蛋白和钙质,患者应每天食用 350~500g,但不超过 500g,对于乳糖不耐受患者可选择舒化奶或酸奶。

(三)碳水化合物

碳水化合物的摄入量应足够,食量不足,不利于保护肝肾功能,摄入量一般不加限制,但是结核病患者伴有糖尿病时,碳水化合物的供给量每天应限制在 200~300g,其中应包括一部分粗粮。

(四)脂肪

结核病患者对脂肪的摄入量以适量为原则,每日摄入量在 60~80g。尽量降低饱和脂肪酸和反式脂肪酸的摄入,防止血清脂质升高,同时增加 n-3 脂肪酸的摄入来调节饮食有助于减少机体的炎症反应。烹调用油控制在每日 25~30g 为宜,宜选择大豆油、花生油等植物油,亦可应用橄榄油、山茶油、亚麻籽油等富含单不饱和脂肪酸的植物油调制凉菜。

(五)维生素和矿物质

维生素和结核病患者的恢复有密切关系,而且结核病患者体内 B 族维生素和维生素 C 含量往往降低,这与结核病灶消耗了大量 B 族维生素、维生素 C 有关,故结核病患者的膳食中也要添加富含维生素的食物,以满足机体对维生素的需求,而某些矿物质对于结核病患者修复病灶及疾病恢复亦有着非常重要的作用。

1. 维生素 A 长期食用高蛋白膳食,维生素 A 的需要量也随之增加,且严重营养不良的患者肝脏中维生素 A 的储量低下,也需要加以补充,维生素 A 还可增强上皮细胞抵抗力。补充维生素 A 可强化结核病患者的免疫应答,从而降低结核的发病率与死亡率。维生素 A 的良好来源是动物肝脏、鱼肝油、奶制品、蛋黄等;维生素 A 原的良好来源是深色蔬菜和水果,如菠菜、胡萝卜、红心红薯、南瓜、西红柿等。

2. 维生素 D 长期采用高蛋白膳食易出现负钙平衡,维生素 D 可促进钙的吸收。多项研究表明维生素 D 对抗结核治疗有益,但是应首先对患者维生素 D 缺乏情况进行评估,补充维生素 D 对维生素 D 浓度不足的个体更加有益。鱼肝油、蛋黄、海鱼是维生素 D 的良好来源,经常晒太阳是人体获得廉价维生素 D_3 的有效来源。

3. B 族维生素 B 族维生素有促进食欲、健全肺部和血管的功能,且与能量代谢密切相关,高能量膳食中 B 族维生素的供给量应明显增加。维生素 B_1 和维生素 B_6 还能减少抗结核药物的副作用,维生素 B_1 的良好来源是杂粮、瘦肉、动物内脏、豆类、坚果等,维生素 B_6 的良好来源是白色肉类、肝脏、豆类、坚果类。

4. 维生素 C 维生素 C 具有参与神经递质的合成、增强机体的免疫力、增加膳食中非血红素铁的吸收率等作用,主要来源是新鲜蔬菜和水果。值得注意的是,维生素 C 不宜与异烟肼并用,否则会产生协同效应反而降低抑菌率,不利于体内 Mtb 的清除。

5. 钙 钙能维持多种生理功能,尤其对结核病的康复很有帮助,病灶钙化是结核病痊愈的形式之一,这一过程需要大量的钙质,奶制品含钙丰富且吸收率高,是重要的钙来源,建议结核病患者每日食用牛奶 350~500g,除提供丰富的易吸收钙外,还提供优质的蛋白质。除奶制品外,豆制品、绿叶蔬菜、海带、紫菜、虾皮等也是供钙的良好来源。

6. 铁是制造血红蛋白的必备原料,结核病患者,尤其是伴有咯血、贫血、低蛋白血症者应该保证铁的摄入。需要注意的是血清铁蛋白是急性期反应物,当免疫系统对感染作出应答时,血清铁蛋白会增加。肺结核患者的摄铁量和致死风险成正比,高铁摄入将使 TB 恶化。因此,结核病患者对铁的补充应该慎重,最好利用含铁丰富的食物补充铁。食物中的铁有两种存在形式：

（1）非血红素铁：主要存在于植物性食物中，占膳食中铁总量的绝大部分，但其吸收率仅 3%~5%，甚至更低。

（2）血红素铁：主要来自动物性食品，虽然膳食中血红素铁占较少部分，但其吸收率远远高于非血红素铁，一般血红素铁的吸收率为 20%~30%，血红素铁的良好来源是动物肝脏、动物全血、畜禽肉类、鱼类等。

7. 镁　镁对神经系统和心肌有十分重要的作用，还可促进骨骼生长和维持骨骼正常功能，对于结核病患者尤其是骨结核患者有着重要的作用，镁的良好来源是绿叶蔬菜、粗粮、坚果等。

8. 锌　锌在细胞代谢和免疫中起着基础性作用，是蛋白质和生物膜的重要组成部分，结核病患者血清锌浓度普遍偏低，在抗结核治疗的强化阶段，锌可能在巨噬细胞的防御机制中起着重要作用，另外锌可以促进维生素 A 代谢和限制炎症状态下自由基对膜造成的损伤，因此对结核病患者锌的补充尤为重要。锌的良好来源是贝壳类海产品、红色肉类及其内脏，蛋类、豆类、燕麦、花生等也富含锌。

9. 硒　硒的主要功能是作为谷胱甘肽过氧化物酶的一个组成部分，维持免疫功能，保护细胞免受氧化损伤。结核病患者血清硒含量显著降低，硒的良好来源是海产品和动物内脏。

（六）膳食纤维和水

足够的膳食纤维和水是保持大便通畅，预防便秘，防止消化不良和避免体内废物积聚的必要措施。保持大便通畅，可以避免大便秘结，防止因排便而引起咯血。除肠结核患者外，其他结核病患者每天应供给一定数量的膳食纤维丰富的食物，如新鲜蔬菜、水果及粗粮。必要时可选择膳食纤维制剂，每天补充 10~20g 为宜。

二、五阶梯治疗模式

结核病患者营养不良的规范治疗应该遵循五阶梯治疗原则（图 5-1）：首先选择营养教育，然后依次向上晋级选择口服营养补充（oral nutritional supplements，ONS）、全肠内营养（total enteral nutrition，TEN）、部分肠外营养（partial parenteral nutrition，PPN）、全肠外营养（total parenteral nutrition，TPN）。参照 ESPEN 指南建议，当下一阶梯不能满足 60% 目标能量需求3~5 天时，应该选择上一阶梯（图 5-1）。

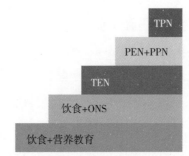

图 5-1　营养不良患者营养干预五阶梯模式

（一）营养教育

对于食欲食量尚可但存在饮食习惯欠佳、摄入量不够均衡的患者以及营养状况稍差，但可通过改变饮食习惯即可达到摄入目标的患者，可通过营养教育的方式，纠正其不良饮食习惯。由营养师（或营养医师）和受过营养培训的宣教护士对患者和家属进行宣教，并给出营养指导方案，促进患者达到营养均衡全面的目的，具体操作可根据下述概括内容对不同患者进行不同的拓展延伸宣教，宣教应生动形象便于理解。

营养宣教概括（表 5-6）：

1. 饮食均衡多样化，尽量每日食用 12 种以上各类食物，每周食用 25种以上，包含谷薯类、蔬果类、畜禽鱼蛋奶、大豆坚果类。

2. 顿顿吃主食，注意粗细搭配，粗粮富含 B 族维生素和膳食纤维。

3. 多吃蔬菜水果，摄入充足维生素矿物质，蔬果无法得到满足时，可每天服用复合维生素矿物质制剂来补充。

4. 适量食用肉蛋奶，保证优质蛋白质的摄入，每天一个鸡蛋、一袋奶、一袋酸奶、三四两各种肉类之和。

5. 每天一小把大豆所制制品、一小把坚果，补充有益营养。

6. 食欲下降时，少食多餐，增加餐次，选用易消化但营养丰富食物，如牛奶煮粥、牛奶加米粉、米粥加肉松、坚果加酸奶等，必要时口服营养制剂补充营养。

7. 无基础病的普通结核病患者可购买均衡全营养型制剂,合并基础病的咨询医师或营养师后再购买。

8. 少吃烟熏食物,拒绝野味。

9. 注意生熟分开,加强饮食卫生。

10. 戒烟戒酒,每天饮水 1 500ml 以上,建议少量多次饮用。

表 5-6 营养指导方案示例

结核营养治疗建议

姓名: 性别: 年龄:_____岁 身高:_____cm 体重:_____kg BMI= _____kg/m²

建议:能量_____ kcal/d,蛋白质_____g/d,脂肪_____g/d,碳水化合物_____g/d

一、每日供给食物数量(指生重)

1. 谷类(主食)_____g,可选择部分粗粮,做到粗、细粮搭配食用。

2. 奶类_____g(牛奶或酸奶)。

3. 瘦肉类及蛋类 瘦肉_____g,以鱼、虾、禽类瘦肉为优选,其次为畜肉类,少食肥肉、香肠、火腿等食物;鸡蛋_____个。

4. 豆制品_____g。

5. 蔬菜_____g,深绿色蔬菜应占一半以上。

6. 水果_____g 应季水果。

7. 烹调油及食盐 烹调油_____g,选植物油,少食油煎炸食物。在两餐之间可食用少量坚果类食物,如 5、6 粒大杏仁或两个核桃或 15g 花生米。食盐:6g,少吃或不吃咸菜、咸蛋。

二、餐次安排

早餐:主食_____g,煮鸡蛋 / 蛋羹_____个,牛奶_____g,拌蔬菜_____g。

上午加餐:水果_____g。

午餐:主食_____g,瘦肉_____g,豆制品_____g,蔬菜_____g。

下午加餐:

晚餐:主食_____g,瘦肉_____(或鱼或虾_____)g,蔬菜_____g。

睡前加餐:

年 月 日

(二)治疗膳食处方制定

对于合并糖尿病、高血压、肾病综合征等的结核病患者以及肠结核、食欲食量差的患者应给予营养治疗膳食。

1. 确定总能量 根据患者的病情,确定患者每公斤标准体重应给予的热量数,如一位年龄 46 岁、身高 175cm、体重 65kg 的可下床活动患者,其标准体重为 175–105=70kg,体重 65kg 属于正常体重范围,患者饭后可遛弯,属于轻体力劳动强度,可给予每公斤体重 30kcal,其每日能量需要量 =70kg×30kcal/kg=2 100kcal。

标准体重简易计算公式:标准体重(kg)= 身高(cm)–105

理想体重范围 = 标准体重 ±10%

肥胖 > 标准体重 20%;消瘦 < 标准体重 20%

2. 计算生热营养素重量　根据病情确定生热营养素所占能量比例后,与总能量相乘,计算出生热营养素所提供的能量,再分别除以每种营养素每克所供能量(糖类、蛋白质除以 4,脂肪除以 9),得到生热营养素的全天可配重量。

3. 确定餐次分配比　计算每餐营养素量,根据病情,全天膳食可按 1/5、2/5、2/5,1/3、1/3、1/3 和 1/7、2/7、2/7、2/7 等不同比例分配,分别计算出每餐可配营养素重量。由于结核病患者能量摄入较高,因此可以采用一日 5~6 餐的办法,少食多餐制即可增加能量摄入,又不至于给机体造成额外负担。

4. 配餐步骤　先设定必需的常用食品用量,如 1 袋牛奶、1 个鸡蛋、25g 大豆等,并分别安排至某餐。用每餐可配营养素总量减去以上食品所含的糖类、蛋白质和脂肪量后,再按先配主食,后配蔬菜,然后配荤菜,最后计算烹调油及调味品的过程,制订一天食谱。

5. 制订食谱　根据计算食品品种和数量,按烹调要求定出具体食谱供厨师烹调。

6. 编排周食谱　一天食谱确定后,可根据食用者的膳食习惯、市场供应等因素,按食物交换份表,在同一类食品中更换品种和烹调方法,编排成周食谱。有条件者可用食物热量计算工具进行食谱制订和热量计算(肺结核患者一周食谱见附录 7)。

(三)口服营养补充

其英文全称统一规范为 "oral nutritional supplements",其定义为:"除了正常食物以外,用特殊医学用途(配方)食品经口摄入以补充日常饮食的不足。ONS 属于营养支持中的肠内营养 EN 的一个分支。循证医学的 A 类证据表明,每天使用 ONS 可以提供额外的能量供应,当额外能量供应达到 400~600kcal 时,有助于机体营养状况的改善。同时,ONS 还可以纠正某一特定营养素的缺乏,如微量元素和维生素等。对存在营养风险的结核病患者应用营养制剂进行 ONS,可有效降低 NRS2002 得分,提高病灶总吸收率,降低总不良反应发生率。建议对于 NRS2002 得分≥3 分的结核病患者以及围手术期患者,在营养师的指导下口服营养补充,根据患者病情酌情给予 200~600kcal/d。而对于肠结核患者,可根据其病情给予患者无膳食纤维无乳糖配方的肠内营养制剂,不完全肠梗阻的患者可以每日口服 3~6 次,总能量范围 400~1 000kcal,恢复期的患者除天然食物摄入外加餐口服 3~4 次,总能量范围 400~600kcal,纯靠营养制剂的患者需口服 6~7 次,最高可达 3 000kcal/d。

（四）肠内肠外营养治疗

营养支持治疗是结核病患者综合治疗中的重要一环。肠内营养（enteral nutrition,EN）和肠外营养（parenteral nutrition,PN）都是临床营养治疗中极为重要的方法,而随着临床研究不断深入,EN 在临床上的应用日益受到重视。与 PN 相比较,EN 符合生理需要,能预防肠黏膜萎缩,有利于维护肠黏膜屏障功能和全身免疫系统功能,减少肠道菌群易位,不易出现严重并发症,且费用少。因此,EN 是临床上首选的营养支持方式和营养治疗手段。

1. 结核病患者的肠内营养原则

（1）对不能早期进行口服营养支持的患者,可应用管饲营养,危重患者首选连续泵输注法,每天最长可达 20 小时。输注开始时,应采用低浓度、低剂量、低速度的输注方法,以后逐渐增加,直至全量。第一天的用量一般为总量的 1/4,输注速度为 25~50ml/h（以后每 12~24 小时增加 25ml/h,最大速率为 125~150ml/h）,能量密度为 0.5kcal/ml,在第 2~5 天能量密度达到标准浓度 1kcal/ml,第 2~4 天用量也加至全量。对于不想连续滴注的患者以及较稳定的患者,可选择每次推注 150~300ml,全天 6~8 次,遵循循序渐进的原则。营养液的温度以加热保温到 37℃左右为宜,坐位、半坐位(上身抬高 30℃以上)输注,以防反流,输注结束后维持此体位 30 分钟后再平躺。连续输注期间,每 6~8 小时冲洗喂养管 1 次。无论何种输注方式,每次输注结束时,应采用温开水或生理盐水冲洗管道。

(2)一般结核病患者应用普通配方全营养制剂可取得较好效果,合并呼吸功能差的患者可选择脂肪含量较高,糖类含量较低,蛋白质含量应足以维持组织并满足合成代谢需要的制剂。长链脂肪酸中 n-6∶n-3= 4∶1 时,具有扩张肺血管和支气管的功效,能量密度为 1.5kcal/ml,能够避免肺水肿。

(3)术后患者推荐应用能量密度较高的产品,部分患者早期可选用氨基酸、短肽型的制剂,其余应选择渗透压在 320mOsm/L 以下的产品。对于出现腹泻的患者,及时调整喂养方式和适宜的营养制剂,乳糖不耐受者为其选择无乳糖的营养制剂,肠道功能不允许的患者,可选择无膳食纤维配方的营养制剂。

(4)应用肠内营养时需严格遵照肠内营养的适应证和禁忌证,密切观察患者心肺功能、肝肾功能以及肠胃耐受情况等,以便制定出最适合患者的肠内营养治疗方案。

2. 结核病患者的肠外营养原则

(1)葡萄糖溶液:葡萄糖是肠外营养液中添加的唯一糖类,一般每日供糖 200~250g,最多不超过 300g,占总能量的 60%~70%。

(2)脂肪乳剂:临床上应用的有 10%、20% 和 30% 的脂肪乳剂,一般提供总能量的 30%~50%,成人每天用量为 1~2g/kg。脂肪释放的能量是碳水化合物的 2 倍多,500ml 10% 脂肪乳剂即可产生 450kcal 的热量,一般输入量不超过 3g/(kg·d)。脂肪乳剂的呼吸商是 0.7,比碳水化合物的呼吸商低,比等能量的糖溶液产生的二氧化碳少,有利于呼吸道损伤的患者,但脂肪乳剂对于脂肪代谢紊乱、动脉硬化、肝硬化、血小板减少等患者应慎用。

(3)氨基酸溶液:需要量一般为 1~1.4g/(kg·d)。对于持续分解状况,补充必需与非必需氨基酸都是必要的,目前临床上常规使用的成人氨基酸溶液中含有 13~20 种氨基酸,包括了所有必需氨基酸,但还未确定最佳的氨基酸组合。对于肾衰竭患者提倡必需氨基酸疗法,应选用高比例的必需氨基酸溶液;对于肝功能不全的患者,由于患者血中芳香族氨基酸(苯丙氨酸、酪氨酸、色氨酸)水平上升,进入大脑后可引起肝性脑病,因此应选择支链氨基酸为主的氨基酸溶液。在某些特殊情况下,应注意条件必需氨基酸的补充。

(4)水与电解质:肠外营养的液体需要量基本上是 1~1.5ml/kcal,成人以每天 3 000ml 左右为宜。电解质在无额外丢失的情况下,钠、镁、钙等按生理需要量补给即可,一般控制一价阳离子浓度小于 150mmol/L,镁离子浓度小于 3.4mmol/L,钙离子浓度小于 1.7mmol/L。

(5)维生素与微量元素:维生素是很重要的部分,可以选用维生素制剂,一般可提供 9~13 种维生素。微量元素的每日需要量为:铜 0.3mg、碘 0.12mg、锌 2.0mg、锰 0.7mg、铬 0.02mg、硒 0.118mg、铁 1.0mg,可适当给患者应用微量元素制剂。

(6)注意事项:①混合顺序非常重要;②钙剂和磷酸盐应分别加在不同的溶液中稀释;③混合液中不要加入药物,除非已有资料报道或验证过;④液体总量应大于 1 500ml,混合液中葡萄糖的最终浓度应为 0~23%,有利于混合液的稳定;⑤电解质不能直接加入脂肪乳剂中。

(7)监测事项:应用肠外营养时需严格遵照肠外营养的适应证和禁忌证,密切观察患者心肺功能、肝肾功能、血糖、血脂、水电解质等代谢情况等,并注意监测管道感染等并发症情况。

三、不同阶段结核病患者的营养管理

(一)治疗前或刚开始接受治疗的结核病患者营养管理

营养良好对结核病患者至关重要,而患者对营养的需求因人而异。建议确诊了结核的患者在接受治疗前或开始治疗后,尽快寻求医师、护士或者营养师进行营养状况的评估,制订营养计划和落实的具体方法,良好的营养计划可使患者感觉良好、保持体力和能量、维持体重和营养素的储存,以便对相关治疗所致的副作用有更好的耐受性、降低感染的风险、更快更好的愈合和康复。此阶段患者的营养管理一般为营养筛查、

评定后,给予营养宣教、饮食指导,具体方法详见上一部分营养宣教相关内容。

（二）治疗期结核病患者的营养管理

良好的营养状况可使患者顺利接受治疗,防止机体组织分解、重建机体组织并具有对感染的抵抗力。抗结核治疗在营养良好患者身上将有更好的应用效果。治疗期间患者的营养管理应以营养筛查与评定为前提,对存在营养风险或营养不良者,按五阶梯治疗模式进行个性化营养干预,详见上一部分内容。

（三）恢复期结核病患者的营养管理

结核病患者结束抗结核治疗后,治疗不良反应逐渐消失,此时患者应通过良好的饮食、规律的作息、适量的活动来恢复体力、重建机体组织和精力充沛。此时患者的营养管理与普通人一致,建议均衡饮食,食物多样化,改变过去不良的饮食习惯或生活方式,饮食可参考新版《中国居民膳食指南》,或请营养师制订营养均衡的饮食计划,此处简列几条以供参考:

1. 有合并症的患者与医师或营养（医）师确认饮食禁忌。

2. 每日保证食用各类食物,做到食物均衡多样化。

3. 注意摄入粗粮、豆类、坚果、蔬菜、水果和奶制品。

4. 尽量少吃不健康的食物,如腌制、烟熏等食物。

5. 有益食物也不可多吃,营养平衡是关键。

6. 根据自身情况进行适量活动,保持良好心情和作息习惯,共同促进身体康复。

第四节　结核病的特殊状况和合并症的营养治疗

结核病患者的营养问题是一个值得关注的问题,而当结核病患者出现特殊状况、合并基础病或需要手术时,其营养状况将可能进一步变差,因此结核病的特殊状况和合并症时,其营养治疗显得更加重要。

一、结核病机械通气患者的营养治疗

采用机械通气的结核病患者,因不能正常经口进食,其营养治疗具有更大的难度。机械通气对患者的代谢可造成以下影响:① CO_2 潴留造成高碳酸血症或Ⅱ型呼衰;②气囊松懈或漏气引起腹胀;③通气模式不同带来能量消耗的变化。这些都会对肠内营养制剂配方的选择、使用的方式和用量的多少产生影响。通过合理营养治疗,可以降低呼吸商、减少 CO_2 的产生,并减少反流和误吸的风险,改善患者营养状况,避免长期能量不足造成的消瘦或营养不良。正确合理地应用营养支持有助于机械通气患者的病情缓解和呼吸功能恢复。

结核病机械通气患者的营养治疗原则:

1. 重症结核机械通气患者常合并营养不良,需给予营养支持。

2. 重症结核机械通气患者的营养支持应尽早开始。

3. 只要胃肠道功能许可,并能保证安全,重症结核机械通气患者应积极采用肠内营养支持。

4. 如预计患者 2~3 周可脱机,则可给予置鼻胃管行肠内营养;如需长期机械通气,则可考虑经胃造瘘给予肠内营养。对不耐受经胃营养或有反流和误吸高风险的重症结核机械通气患者,宜选择经空肠喂养。

5. 任何原因导致胃肠道功能不足或完全丧失的重症结核机械通气患者应考虑肠外营养,或联合应用肠内营养。一旦患者胃肠道功能恢复,则应逐步向肠内营养过渡。

6. 重症患者急性应激期营养支持应掌握"允许性低能量"原则[20~25kcal/(kg·d)];在应激与代谢状态稳定后,能量供给量需要适当的增加[30~35kcal/(kg·d)]。

7. 重症结核机械通气患者在接受肠内营养(特别是经胃)时应采取半卧位,最好达到 30°~45°。

二、结核性肠梗阻患者的营养治疗

肠梗阻是肠结核、肠系膜淋巴结核、腹膜结核等结核病的重要并发

症。结核合并肠结核病患者多存在营养不良,营养风险发生率高于单纯结核病患者,而肠梗阻可进一步导致患者营养风险增加,不全性肠梗阻或完全性肠梗阻的患者,病程长、营养状况差。若行胃肠减压,使营养摄入进一步减少,患者可能并发不同程度的营养不良和脱水,如低蛋白血症、水电解质和酸碱平衡紊乱等。结核性不全性肠梗阻患者应视梗阻情况给予治疗饮食或肠内营养,既要维持一定的营养供给并维护肠道功能,又要避免加重梗阻病情。

结核性肠梗阻患者的营养治疗原则:

1. 完全性肠梗阻的患者应禁食,采用 TPN,建议使用全合一形式的肠外营养制剂。应用 TPN 时的注意事项同前(本书相关内容)。

2. 对长时间禁食的肠梗阻患者,要询问其 PN 治疗史,检测血电解质(钾、钠、钙、镁、磷等)水平,预防再喂养综合征的发生。

3. 对不全性肠梗阻患者,给予少渣半流食或流食,少量多餐;限制膳食纤维含量高的食物,以减少对炎性病灶的刺激,减少肠道蠕动与粪便形成;但不能完全无渣饮食,容易造成便秘,可能导致或加重肠梗阻。

4. 半流质或流质饮食适用于近端梗阻,靠近肛门的梗阻部位可无需改变食物的质地。

5. 建议患者口服均衡全营养型制剂以解决其摄入不足的问题。

6. 食谱示例(见附录 8、附录 9)。

三、围手术期结核病患者的营养治疗

治疗结核病,除了药物治疗,手术仍是部分患者不可或缺的治疗方法。许多结核病患者术前已存在营养不良,而手术创伤可引起机体的应激反应,造成机体分解代谢增加、自身组织消耗,从而加重术前已经存在的营养不良。结核病患者手术后常见并发症(如肺部感染、支气管胸膜瘘、残余结核病灶播散等)的发生与患者术后营养状况密切相关,及时纠正术后营养不良,可减少术后并发症,保证手术的成功,同时也为后续治疗打下良好的基础。

围手术期结核病患者的营养治疗原则:

1. 营养不良特别是严重营养不良患者推荐术前使用营养支持,严重营养不良患者术前予以 7~14 天的营养支持,但对于术前营养状况良好或轻度营养不良的患者,营养支持可能无益甚至增加并发症风险。

2. 围手术期营养首选 ONS 或 EN,EN 无法实施或 EN 无法提供充足的能量和蛋白质时应补充或选择 PN。

四、结核合并糖尿病患者的营养治疗

结核病是一种慢性消耗性疾病,糖尿病是一种具有遗传倾向的慢性代谢紊乱性疾病,这两种疾病同时存在,相互影响,增加营养不良的发生率,增加治疗难度。给予结核合并糖尿病患者营养治疗,能够加强患者免疫功能,降低患者肺部感染率,提高痰液结核分歧杆菌的转阴率。因此,对此类患者开展营养治疗,应以既保证充足的营养、又维持血糖的稳定为目标,达到有效控制高血糖、改善营养状况和促进病灶修复的目的。

(一)结核合并糖尿病患者的营养治疗原则

1. 比无合并结核的糖尿病患者摄入量多 10%~20%。

2. 蛋白质、脂肪、碳水化合物三大营养素供应比例适当。碳水化合物占总能量的 50%~65%,应选用低血糖指数(glycemic index,GI)食物,注意粗细搭配,可降低餐后血糖,使血糖平稳。蛋白质摄入量应为 1.5~2.0g/(kg·d),宜选用优质蛋白。脂肪占总能量的 20%~30%,并减少反式脂肪酸的摄入。

3. 膳食纤维摄入量应达到 25~30g/d 或 10~14g/1 000kcal。

4. 膳食应富含多种维生素。

5. 患者存在营养风险或营养不良时,可选择低升糖指数的肠内营养制剂进行 ONS 或鼻饲,PN 时注意添加胰岛素,建议使用胰岛素泵单独输注,以每 g 葡萄糖 0.1U 胰岛素的起始比例加入,并根据血糖情况调整胰岛素用量。

6. 定时定量进餐,可以采用一日 5~6 餐的办法,少食多餐制可以兼顾两种疾病的饮食治疗。若血糖稳定,可在两餐之间加水果,每次食用水果数量不宜过多。

（二）结核合并糖尿病患者饮食设计方法

1. 确定总能量　糖尿病合并结核病的患者，能量摄入应稍高于普通糖尿病患者，所需热量在下表计算的基础上增加 10%~20%，即比普通糖尿病患者的摄入量多 10%~20%。一般每日 1 800~2 600kcal 能量的范围应用人群较广，治疗效果较好（表 5-7）。

表 5-7　普通成年糖尿病患者的热量供给量

单位：kcal/（kg·d）

体形	劳动强度			
	卧床	轻体力	中等体力	重体力
消瘦	25~30	35	40	45~50
正常	20~25	30	35	40
肥胖	15	20~25	30	35

注：年龄超过 50 岁，应比规定值减少 10% 左右。

2. 计算生热营养素重量、配餐步骤等同第三节。

3. 饮食分配和餐次安排　一日至少保证三餐，早、中、晚餐能量按 1/3、1/3、1/3 或 1/5、2/5、2/5 的比例分配。在体力活动量稳定的情况下，饮食要做到定时、定量。每餐要主副食搭配，餐餐都应该有碳水化合物、蛋白质和脂肪。注射胰岛素易发生低血糖者，应在三餐之间加餐，加餐量应从正餐的总量中扣除，做到加餐不加量。不用胰岛素治疗的患者也可酌情用少食多餐的方法，以减轻单次餐后对胰腺的负担。在总能量范围内，适当增加餐次有利于改善糖耐量和预防低血糖的发生。

4. 食物血糖指数　GI 是一个衡量各种食物对血糖可能产生多大影响的指标。GI 越低的食物对血糖的升高反应越小，粗粮低于细粮，多糖低于单糖双糖。食物的烹调方法也影响食物的血糖指数，例如米粥升血糖的作用明显高于米饭。高 GI 食物进入胃肠后消化快、吸收完全，葡萄糖迅速进入血液；低 GI 食物在胃肠停留时间长，释放缓慢，葡萄糖进入血液后峰值低，下降速度慢。血糖指数分类：高 GI>70；中 GI：55~70；低 GI<55。表 5-8 为部分食物的血糖指数。

表 5-8 部分食物的血糖指数（GI）表

食物名称	GI	食物名称	GI	食物名称	GI
葡萄糖	100	白糖	95.9	小麦馒头	88.1
面包	87.9	大米	83.2	西瓜	72
小米	71	大米粥	69.4	玉米面	68
糯米	66	菠萝	66	土豆	63
燕麦	55	红薯	54	荞麦面	54
香蕉	52	山药	51	橘子	43
芋头	41	苹果	36	藕粉	32.6
柚子	25				

5. 食谱举例（见附录 10、附录 11）。

五、结核合并肾病患者的营养治疗

结核与肾脏病之间有着复杂的联系，首先，结核菌感染本身能够导致各种肾病综合征、急慢性肾功能不全等；其次，抗结核治疗过程中广泛应用的利福平等药物可引起肾脏损害；再次，肾病患者免疫功能紊乱，较正常人群易感结核，合并结核或者应用抗结核药物后均会加重原有的肾脏病。无论是结核或肾病均易导致营养不良，目前针对结核合并肾病患者的营养研究几乎没有，对于此类患者的营养治疗兼顾结核营养治疗原则和肾病营养治疗原则。

结核合并肾病患者的营养治疗原则：

1. 能量摄入 CKD 1~3 期的患者，能量摄入以达到和维持目标体重为准。对于 CKD 4~5 期且年龄≤60 岁的患者能量摄入为 35kcal/（kg·d），60 岁以上患者为 30~35kcal/（kg·d），活动量较小、营养状态良好者可减少至 30kcal/（kg·d）。当出现体重下降或营养不良时，应增加能量供给。

2. 蛋白质摄入量 CKD1~2 期推荐蛋白质摄入量为 0.8~1.0g/（kg·d），从 CKD 3 期及以上（肾小球滤过率 <60ml/min）的患者应开始低蛋白饮食治疗，推荐蛋白质摄入量为 0.6~0.8g/（kg·d），50% 以上来自优质蛋白质。血液透析及腹膜透析患者推荐蛋白质摄入量为 1.0~1.2g/（kg·d），当患者合并高

分解代谢的急性疾病时,蛋白质摄入量应增加至 1.0~1.3g/(kg·d),其中 50% 以上来自优质蛋白质,可同时补充复方 α- 酮酸制剂 0.08~0.12g/(kg·d)。

3. 微量营养素的摄入　为避免血液中电解质异常,应对电解质的摄入加以限制。钾的摄入量应根据病情(尿量、血清钾、用药以及透析的频率)而定,对于终末期肾病患者来说,钾的摄入量应为 2.3~3.1g/d,如果无尿应限制为 2g/d。采取特殊替代治疗方式(如高通量透析、高频率的腹膜透析或每天短时透析或夜间透析)可耐受更高的钾摄取量。在补钾的同时需密切监测实验室检查结果,防止高钾血症。透析患者常合并低血钙、高血磷,磷摄入量一般应 <800mg/d,补充钙剂,钙摄入量应≤2 000mg/d。透析过程中主要丢失水溶性维生素,需适当补充,剂量为日常需要量的 2 倍。过多的维生素 C 可造成急性肾脏衰竭,为防止发生继发性草酸中毒,维生素 C 用量应 <250mg/d。

六、结核合并艾滋病患者的营养治疗

艾滋病患者因免疫系统受损,机会性感染增加,容易并发结核等感染,艾滋病与结核病重叠可相互促进疾病进展。HIV 感染者或 AIDS 患者并发结核病时,营养物质消耗增加,常合并营养不良,导致体重减轻、肌肉组织萎缩、虚弱,营养物质缺乏,体内蛋白质水平下降,病灶修复功能降低,严重影响治疗效果。因此,此类患者营养治疗的主要目的是预防营养不良和消耗综合征,减缓艾滋病和结核病发展进程,保护免疫系统,提高药物的治疗效果,减轻药物的不良反应。

结核合并艾滋病患者的营养治疗原则:

1. 能量摄入　建议给予 30~35kcal/(kg·d),并根据病情在此基础上增加 20%~50%。艾滋病患者静息能量消耗更高,与无艾滋病人群相比,无脂肪代谢障碍的艾滋病患者静息能量消耗高出 9%,有脂肪代谢障碍的艾滋病患者静息能量消耗高出 15%。由于艾滋病患者会受到腹泻、吸收不良、呕吐等因素影响,对能量的需求会更高。对于稳定期患者,可给予 30~35kcal/(kg·d)能量,该体重为实际体重,对于消耗期患者,能量应在原有基础上增加 20%~50%。

2. 蛋白质摄入　给予蛋白质 1~1.4g/(kg·d)可维持瘦体重,给予蛋白质 1.5~2g/(kg·d)可增加瘦体重。在为患者提供蛋白质时,应考虑到有无合并肾功能不全、胰腺炎、肝硬化等其他疾病。

3. 饮食多样化,注意补充富含维生素的食物。

第五节　特殊人群结核病的营养治疗

对于特殊人群的结核病患者,营养治疗有助于维持患者机体的各项功能,消除结核病相关症状、减轻化疗的不良反应。

一、老年结核病患者的营养治疗

我国结核病流行病学抽样调查显示活动性肺结核患病率随年龄的增长有逐渐上升的趋势,20~25 岁有一个小高峰,75~80 岁达到高峰。老年人在胃肠道功能、咀嚼能力、激素水平、活动能力、身体成分等各方面都相应发生了一些退行性变化,老年结核病患者营养风险和营养不足发生率均远远高于年轻患者,随着患者年龄增加,营养风险的发生率越高,且NRS2002 得分与年龄呈正相关关系,因此老年结核病患者的营养治疗应引起足够重视。

老年结核病患者的营养治疗:

1. 食物均衡搭配,膳食结构合理,烹调中烧烂作软,使其易于消化吸收,还应注意色香味俱全以刺激食欲。适当增加餐次以保证摄入量,必要时通过 ONS 补充营养以达到目标喂养量,ONS 应提供至少 400kcal/d 的能量及 30g/d 的蛋白质。

2. 为避免肌肉衰减,推荐每日蛋白质摄入 1.2~1.5g/kg,优质蛋白质比例占一半以上。

二、儿童结核病患者的营养治疗

每年新发结核病感染患者中约有 11% 为儿童结核病患者。因为儿童结核病患者的诊治较成人难度更大,如得不到及时诊治,可能会导致患儿出现生长发育迟缓、体重下降和营养不良等。结核病和营养不良是发展中国家儿童发病和死亡的重要原因,营养不良增加了结核病的风险,也是结核病的后果,严重营养不良的儿童结核病患者病死率更高。因此,抗结核治疗期间,应定期监测儿童结核病患者的营养状况,并给予积极的营养治疗。

儿童结核病患者的营养治疗原则:

1. 营养治疗应在营养评估的基础上进行,对 5 岁以下幼儿,主要评价指标是身高、体重,可与 WHO 的儿童生长标准对比;6~18 岁学龄儿童和青少年,主要评价指标为 BMI、性别、年龄 Z 评分法。

2. 建议增加营养素丰富的食物,而不是常规使用膳食补充剂。确需补充时,需在医生或营养专业人员指导下使用。

3. 对于营养不良的儿童结核病患者,应选用儿童适用的均衡营养制剂进行补充。

三、妊娠结核病患者的营养治疗

妇女在妊娠期易发生肺结核感染,妊娠结核是造成母婴死亡的主要原因之一。妊娠与分娩可促进结核病进入活动期,活动性结核病的孕妇出现发热、严重消耗及营养不良等临床表现时,可增加早产、流产、低出生体重儿及围生儿死亡的风险。同时孕妇在妊娠中后期对营养的需求也增加,更容易出现孕期并发症和不良妊娠结局。营养治疗的目标是根据不同孕期的特点为胎儿发育及孕妇的健康提供合适的饮食及营养指导,预防妊娠期高血压等并发症、低体重儿等不良妊娠结局的发生,保障母儿健康。

妊娠结核病患者的营养治疗原则:

1. 孕妇应增加能量和蛋白质摄入以保证合理增重及孕期增加的蛋白质需求。推荐为患有活动性结核病和中度营养不良或体重增加不足的孕妇提供营养丰富的食物或营养强化食品,以保证她们在妊娠中期和晚期平均每周至少增重约 300g。

2. 对患有活动性结核病的孕妇应进行多种微量营养素补充,包括铁和叶酸以及其他维生素和矿物质,以满足孕妇的微量营养素需求。

3. 异烟肼治疗的孕妇可补充维生素 B_6 以预防并发症的发生,建议所有服用异烟肼的怀孕或哺乳的妇女补充维生素 B_6 25mg/d,应注意多种维生素制剂中维生素 B_6 的含量一般低于需要量,因此仅服用多种维生素制剂不能达到 25mg/d 的维生素 B_6 的需要量。

4. 患结核病的哺乳期产妇的母乳中抗结核药物浓度低,不会对新生儿产生毒性作用。对接受一线抗结核治疗不具有传染性的产妇,或分娩前已接受一线抗结核治疗超过 2 个月且有 2 次痰涂片检测阴性的产妇,鼓励母乳喂养,有结核性乳腺炎的产妇建议使用未感染侧乳房进行哺乳,并尽可能延长至 24 个月,以保证儿童的早期营养。

附:患者常见营养问题解答

1. 结核病患者应该怎样吃?

结核病患者饮食总原则是:高能量、高蛋白质、高维生素、充足矿物质、多饮水:即保证每日至少进食半斤主食、1 斤蔬菜、半斤水果、1 个鸡蛋、350ml 奶、2~3 两肉、1~2 两豆制品及 1.5L 水。

2. 结核病患者最适合食用的食物是什么?

结核病患者最宜食用的食物不是西洋参、排骨汤,而是牛奶、鸡蛋和瘦肉。优质高蛋白饮食可利于结核病灶的修复,因此蛋白质是保证结核病营养治疗的第一要素。牛奶中所含有的乳清蛋白为优质蛋白质,易于人体消化吸收,其所含有的钙也较为丰富,每日可饮用 500ml,每日一袋牛奶加一杯酸奶是很好的选择。对于糖尿病患者而言可选择无糖奶制品,高血脂患者选用脱脂或低脂牛奶,乳糖不耐受者选用舒化奶或酸奶。鸡蛋的营养成分既丰富又全面,1 个鸡蛋重约 50g,含蛋白质 7g,脂肪 6g,产生 82kcal 的热量,而且鸡蛋蛋白的氨基酸模式与人体的氨基酸模式最为接近,易于人体吸收,是结核病患者摄入优质蛋白质的良好来源。肉类除了含有优质的蛋白质外,还含有血红素铁,血红素铁的吸收率大大高于非血红素铁,可有效预防缺铁性贫血。

3. 结核病患者不宜食用的食物有哪些?

结核病患者除合并其他疾病如高血压、高血脂、糖尿病等有饮食要求外,其他患者其实并没有严格饮食禁忌。人体需要的营养成分如蛋白质、碳水化合物、脂肪、维生素、矿物质等,都是结核病患者需要的。但需注意以下几点:

(1)患者合并有肝昏迷或肝昏迷前期、尿毒症、蛋白质代谢异常等禁用高蛋白饮食。

(2)结核病患者在使用抗结核药期间,不宜用牛奶送服药物,也不宜用茶水送服药物,会妨碍药物的吸收,甚至降低药效。奶制品应与抗结核药物间隔 1~2 小时以上。

(3)抗结核化疗初期,应避免食用以前未食用过的异体蛋白食物,防止出现过敏症状。结核病患者个体差异性较大,用药后反应不一,应根据自己实际情况调整食物种类,如食用某种水果或鱼虾产生不适,则用其他水果或海产品代替,但是每日饮食仍要包含谷薯类、蔬果类、畜禽鱼蛋奶、大豆坚果类的食物,做到饮食均衡。

(4)用药过程中不要食用组胺含量较高的食物,原因是异烟肼为一种单胺氧化酶抑制剂,服用异烟肼的患者体内因缺少大量有效的单胺氧化酶将组胺氧化,易造成组胺大量蓄积,引起中毒症状。

(5)禁酒。抗结核化疗过程中饮酒更会加重肝脏的负担,使得肝脏的解毒和代谢能力降低,容易出现肝功能损害和药物的不良反应。酒还能扩张血管,有引起咯血的可能。

(6)刺激性、腌渍等食物应不吃或少吃,如辣椒、腌菜、烟熏和干烧的食品等。

4. 结核病患者真的不能吃鱼吗?

错。抗结核化疗初期,应避免食用以前未食用过的异体蛋白食物,防止出现过敏症状,服药期间尿酸升高的患者也应避免食用嘌呤含量高的海鲜。同时,用药过程中不要食用组胺含量较高的鱼,一般来说新鲜的肉类、鱼和海鲜组胺含量不是很高,但是储存较久或罐装、腌制和熏制后,组胺含量上升,此类食物尽量不要食用,如金枪鱼罐头、腌青鱼、罐头肉(加酵母）等。

5. 结核病患者真的不能吃茄子吗？

茄子中有一种叫茄碱的物质，具有抗氧化和抑制癌细胞等作用，是茄子保健作用的来源之一。但它对胃肠道有较强的刺激作用，对呼吸中枢有麻醉作用，人体摄入量高时会发生中毒。茄碱基本不溶于水，因此用焯烫、水煮等方法都不能去掉茄碱。但在烹调时加点醋，有助于破坏和分解茄碱。正常情况下，每人每餐吃茄子的量不会引起不适，因此不必谈茄色变。

6. 各种滋补汤对结核病患者有益吗？

结核病患者的食欲一般较差，家人总是为其炖各种汤类，其实汤中嘌呤的含量是比较高的，再加上结核病患者本身服用吡嗪酰胺时易导致尿酸升高，所以经常食用汤类更易加重尿酸的升高，甚至会诱发痛风。而且汤中的营养成分远远没有肉类高，正确的方法是食用炖烂的肉，喝少量的汤。

7. 结核病患者食欲下降，营养供给不足怎么办？

可以选择少食多餐的方法，将三顿饭变为六顿甚至八顿来吃，靠吃饭次数的增加来满足每日的营养需要量。必要时可以选择易消化的流食、半流食和软饭，如稠米汤、蒸嫩蛋羹、牛奶、酸奶、鲜果汁、各种粥类、面条、馄饨、松软的蒸食、果蔬汤、鱼肉汤类（喝汤吃肉）、软米饭、豆浆、豆腐脑等豆制品等等。如摄入量还是无法达到目标喂养量，可以考虑应用代餐产品（如某些肠内营养制剂）替代一两顿正餐或加餐来补充营养，只要患者胃肠道功能正常，应尽可能选择肠内营养，当肠内营养实在无法改善营养不良时，则可附加肠外营养，迫不得已时选择全肠外营养。

8. 结核病患者应如何选用营养产品？

在选用营养产品时，不要听信于广告，应看营养产品的成分是否适合患者，对于一般患者而言，首选正常饮食获取足够营养，当调整饮食结构后，摄入量仍不能满足营养需求时，选择均衡全营养型营养制剂作为加餐，选择的营养产品应能提供充足的能量和蛋白质，且营养成分全面，易于消化吸收。合并贫血和低蛋白血症时是否需要加用蛋白粉以及合并糖尿病、肾病等情况需应用营养制剂时应在营养医师指导下使用。

第六章

结核病健康教育

结核病患者、密切接触者以及社会大众是结核病健康教育的主要目标人群。需要通过不同形式的健康教育和健康促进活动,促使他们获得结核病防治的基本知识,了解国家结核病防治的政策,认识结核病对人群的危害、营造人文关怀的氛围等。

第一节 概 述

一、健康教育和健康促进

健康教育是以传播、教育、干预为手段,以帮助个体和群体改变不健康行为和建立健康行为为目标,以促进健康为目的所进行的系列活动及其过程。其活动包括向受众传播健康信息,对目标人群进行健康观、价值观的认知教育以及保健技能的培训,针对特定行为进行干预等,通过这些系列工作可以有效地帮助目标人群掌握健康知识,树立正确的健康价值观,改变不健康行为和采纳健康行为,避免危险因素,预防疾病,主动追求健康,提高健康水平。当今流行的包括肺结核在内的一些传染病不仅仅是微生物致病的结果,而且与不健康的生活方式相关,健康教育的功能在于通过行为干预的方法帮助人们建立健康的生活方式,以达到预防和减少慢性非传染性疾病及传染性疾病的目的,又能有效地降低医疗费用的支出。

人们的行为与其对外界事物的认知有关,为了让人们能够采纳健康行为、改变不健康的行为,很重要的一类工作就是向人们传授有关健康的知识,帮助人们理解健康与行为的关系,懂得采纳和坚持健康行为的原因,知其"所以然"。因此,让人们从学习中获得知识,以认知作为人们行为取向的基础,这也是健康教育的重要基础工作。

知识虽然影响人们的行为,但是人们对自身行为的态度、价值观念、对自身和他人健康的态度、对外界环境的态度等更具有相对重要性。健康教育工作针对人们的这些态度问题进行教育和引导,帮助人们改变不正确的态度,树立对健康的积极态度和正确的信念,建立起正确的价值观。只有在态度改变之后,所拥有的健康知识才能真正起作用。

人们在保护和增进健康的努力中不能缺少了保健技能,保健技能在某些情况下也可能起到十分关键的作用,因为保健技能是某些保健行为是否建立和产生正面效果的基础。因此,帮助人们学习和掌握保健技能是健康教育的重要工作内容之一,也是健康教育改变人们行为的目标得以实现的重要环节。

健康教育的工作原理是动员各种对行为改变起作用的因素,利用各种可利用的条件促使人们改变不健康行为,建立健康行为(图6-1)。

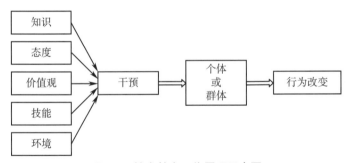

图6-1 健康教育工作原理示意图

人们的行为不仅受到知识、态度、技能等因素的影响,而且也受环境的影响。支持环境(社会环境和物质环境)是行为改变的一个重要因素,健康促进通过政策开发和物质环境的建设为行为改变提供支持。健康促进是把健康教育和有关组织、政治和经济干预结合起来,以促使行为和环境改变,从而改善和保护人们健康的一种综合策略,是为了解决重大公共卫生问题而需要采用的一种社会策略和社会行动,通过社会动员和政策开发,为多项卫生工作提供资源、人力和环境支持,也为健康教育实现行为改变的目标提供政策、环境和资源的支持。

2006 年,世界卫生组织下的遏制结核病伙伴组织在其出版的《结核病防治:倡导、传播及社会动员——十年行动框架》中提出了"倡导、传播及社会动员"的结核病预防控制工作的具体方法,我国结合具体情况将这个理念体现为"政府倡导、社会动员和健康教育"的健康促进策略。

二、结核病防治健康教育和健康促进的意义

(一)促进政府加强领导,出台支持性政策

政府加强对结核病防治工作的领导是有效控制结核病的重要保证。只有政府重视结核病防治工作并加强对结核病防治工作的领导,才能促进出台有利于结核病防治工作的政策和措施。具体包括:

1. 促进政府领导关注和参与结核病防治工作。

2. 促进政府和相关部门出台支持性政策,具体内容包括提供人力、物力和财力资源。

3. 促进国家结核病防治规划的执行机构之间的协调合作。

(二)动员相关部门,有效整合资源

通过开展健康促进工作,发动各部门和全社会参与结核病防治工作,整合并有效利用资源,提高结核病防治成效。具体包括:

1. 协调社会各界共同参与结核病防治工作。

2. 促使各相关部门承担结核病防治工作相关职责。

(三)增强公众预防意识,提高防治知识水平

通过广泛深入地开展健康教育活动提高公众对肺结核的关注度,也能够有效提高公众对于肺结核防治方面核心信息的知晓率。这样,就能帮助有肺结核可疑症状的人提高预防肺结核的意识,主动到医疗机构就诊,有助于提高结核病患者的发现水平。具体包括:

1. 传播肺结核防治科学知识和国家诊治结核病的优惠政策等核心信息。

2. 鼓励有肺结核可以症状的人主动到结核病防治专业机构检查。

3. 针对肺结核传染性的不正确认识开展宣传教育,传播正确信息,

消除恐慌心理。

4. 针对肺结核患者的治疗开展健康教育,提升患者的就医依从性,坚持正规治疗和全程治疗,提高治愈率。

(四)减少和消除歧视

肺结核患者往往受到来自家庭、社区、工作单位、社会等多方面的歧视,歧视的存在会对患者造成相当大的心理压力和精神困扰,对患者的治疗和康复产生不利影响,同时也有碍结核病防治工作的顺利开展。

第二节　我国结核病防治健康促进策略

我国开展结核病防治健康促进工作的策略包括政府倡导、社会动员和健康教育三项内容。

一、政府倡导

通过有组织的、对各级政府领导的解释性工作,促使政府加强对结核病防治工作的领导,出台有利于结核病防治的法规和政策,保障结核病防治经费的落实,以保证结核病防治工作的持续开展。

为了加强结核病的防治,国务院办公厅自 2001 年起分别印发了《全国结核病防治规划(2001—2010)》《全国结核病防治规划(2011—2015)》《全国结核病防治规划(2016—2020)》;国家卫生健康委、财政部、国家医保局等 8 部门于 2019 年共同印发了《遏制结核病行动计划(2019—2022年)》。在这些规划中,逐渐把全民结核病防治健康促进行动放在了首要位置,要求最大限度发现患者、加强重点人群的主动筛查、提升基层防治能力、提高结核病实验室诊断能力、加快结核病防治信息化建设等内容。保证到 2022 年,全国肺结核发病率从 2018 年的 59.3/10 万降至 55/10 万,死亡率维持在 3/10 万以下。

二、社会动员

动员社会相关部门、企事业单位、社会团体和有影响力的社会各界人士参与结核病防治工作,承担相应的社会责任,形成多部门合作和全社会参与的结核病防治工作局面。

为动员社会力量参与结核病防治工作,鼓励大家积极开展结核病防治知识传播,普及结核病防治核心信息,提高群众自我防病意识,促进肺结核早发现、早治疗,中华人民共和国原卫生部、中国疾病预防控制中心、中国健康教育中心于 2012 年"3·24"世界防治结核病日共同发起了"百千万志愿者结核病防治知识传播行动"。活动至今,全国志愿者人数由 2012 年底的 17 万名,发展至目前的 98 万名。来自各行各业的志愿者们以讲座、宣传活动、咨询、网络传播、文艺演出等各种不同形式传播结核病防治知识,极大地促进了结核病防治知识的传播与普及。

三、健康教育

根据各类人群的需求和特点,制订当地健康教育策略和活动计划,开展有针对性的健康教育活动,提高目标人群有关肺结核的认知水平,促进其相关信念和行为的改变。

2003 年,结核病防治专家首先提出了结核病防治 8 条核心知识,供全国进行结核病防治健康教育使用,为全国进行结核病健康教育和知晓率调查提供参考依据。后经不断实践修改,2008 年修改为 5 条载入《中国结核病防治规划指南》供全国执行。2010 年卫生部疾病预防控制局关于印发《结核病防治核心信息(2010 版)》,分为面向所有人群和面向目标人群使用的核心信息。2016 年国家卫生计生委发布《结核病防治核心信息及知识要点(2016 年版)》,包括 5 条核心信息和 18 个知识要点。随着时代的变迁和居民健康素养的提高,核心信息也不断更新变化。

健康教育的方式及手段也与时俱进。以"3·24"世界防治结核病日为抓手,开展丰富多彩的结核病健康教育活动。海报、动画视频、折页、手册、游戏等宣传载体广泛应用,"结核那些事儿"微信公众平台的广泛关注,提高了大众对结核病健康教育活动的参与性。

第三节　对患者的健康教育

针对患者的健康教育的目的是鼓励患者树立战胜疾病的坚强信心和完成治疗的依从性。针对不同患者的心理和行为问题,给予相应的健康教育和咨询干预,是激发患者康复的信心及坚持治疗的决心,亦是有效提高患者服药依从性和社会责任感的有效手段。因此,对患者关怀宣教的内容应包含指导患者规律服药、定期复查、不良反应应对、营养指导、心理支持、居家隔离指导以及避免可能传染他人的行为。

一、健康教育方式

（一）门诊咨询服务

1. 专业机构可通过设立健康小屋、宣传栏、电子屏等方式在门诊发布结核病防治健康教育信息。

2. 定期开展门诊咨询、病友座谈会,针对患者就诊及康复中遇到的问题给予解答。

（二）病房探访服务

通过医护人员及志愿者向住院患者传达治疗期间以及出院后的治疗注意事项、患者关怀相关政策,有助于患者在住院期间配合治疗,也有利于患者出院后继续接受结核病防治专业机构的管理。

（三）专题健康讲座

1. 基层医疗卫生机构及疾病预防控制机构通过组织健康大讲堂向辖区内的患者传播健康知识。

2. 定点医疗机构可组织专家对患者关注的问题进行详细讲解。

（四）健康科普材料

1. 开发专门面向患者的折页、手册、海报、短视频、长图等。

2. 可通过广播、电视、报纸、短信、微信、微博、官网等多种媒体形式传播科普知识。

二、健康教育内容

(一)核心信息

1. 肺结核是我国发病、死亡人数最多的重大传染病之一。

2. 肺结核主要通过咳嗽、打喷嚏传播。

3. 勤洗手、多通风、强身健体可以有效预防肺结核。

4. 咳嗽喷嚏掩口鼻、不随地吐痰可以减少肺结核的传播。

5. 如果咳嗽、咳痰2周以上,应及时到医院诊治。

6. 在结核病定点医疗机构对肺结核检查和治疗的部分项目实行免费政策。(各地在宣传中应明确定点医疗机构名称、联系方式和具体减免项目)

7. 坚持完成全程规范治疗是治愈肺结核、避免形成耐药的关键。

8. 避免肺结核传播是保护家人、关爱社会的义务和责任。

(二)具体内容

1. **传播途径** 结核病主要通过呼吸道飞沫进行传播,当排菌的肺结核患者咳嗽,打喷嚏,大声说话或大笑时,把大量含有结核分枝杆菌的细小飞沫排放在空气中,健康人吸入含有结核分枝杆菌的飞沫,即会受到传染。结核病传染性的大小,主要受结核病患者排菌量、咳嗽症状轻重,以及与患者接触密切时间有关。具有传染性的肺结核患者如果随地吐痰,带有结核分枝杆菌的痰液干燥后,结核菌会附着在尘埃上,随空气飞扬,人体吸入后可能造成感染。其他如经食管摄入带有结核菌的食物、母婴产道传播和皮肤接触传播的机会很少。因此,结核病患者要养成不随地吐痰,咳嗽、打喷嚏时用纸巾捂口鼻的良好习惯和文明礼仪。

2. **治疗原则** 结核病治疗遵循"早期、联合、规律、适量、全程"的十字方针。

早期:结核病一旦诊断就应及时给予抗结核治疗,治疗越早恢复得越好;

联合:应采取几种抗结核药物的联合用药,抑菌、杀菌药物并用,避免因单独用药而产生耐药;

规律:严格按照规定的抗结核治疗方案(包括药品种类、药物剂量、服药方法及时间等)有规律地服药,不能随意更改化疗方案或间断服药甚至中断治疗,否则将前功尽弃,甚至发展成耐药;

适量:患者的治疗方案中,对每一种抗结核药物的剂量选择适当;

全程:患者应不间断地完成所规定的治疗时间,达到彻底治愈、不复发的目的。

只要全程规律用药,患者在2~4周内传染性会迅速降低,90%以上患者都可以治好。

3. 抗结核药物的不良反应及预防方法 抗结核药物不良反应是指肺结核患者服用正常剂量的抗结核药物后出现的有害的和与用药目的无关的反应。患者服用抗结核药物后常见的不良反应很多,如恶心、呕吐、视力下降、皮疹、心慌、兴奋或抑郁等。为了防止不良反应的危害,保护患者健康,肺结核患者在医生问诊过程中必须如实提供关于肝功能、视力以及肾功能等方面的既往信息,在治疗前、治疗中遵从医嘱规律检查肝肾功能等,如果出现异常情况,请及时就诊处理。

结核病患者在使用抗结核药期间,不宜用牛奶送服药物,也不宜用茶水送服药物,会妨碍药物的吸收,甚至降低药效。奶制品应与抗结核药物间隔1~2小时以上。

异烟肼是一种单胺氧化酶抑制剂药物,若同时服用富含酪胺、组胺的食物,易出现头痛头晕、恶心呕吐、皮肤潮红或苍白、心悸不安、腹痛腹泻、呼吸困难、血压升高,甚至会出现高血压危象和脑出血。富含酪胺、组胺的食物包括:干酪、腌青鱼、牛肝、鸡肝、红酒、啤酒、酒酿等。服用异烟肼的患者尽量不食用上述食物。

利福平最好于清晨空腹时服用。口服利福平时忌食牛奶,服用利福平时喝牛奶会影响人体对药物的吸收,从而使药效降低。服用利福平后,小便呈橘红色,属正常现象。

4. 肺结核患者治疗期间需要进行的检查 为了解病情变化情况,及时评估治疗效果,需定期进行胸部X线片检查和痰检,同时为了监测并及时处置可能发生的药物不良反应,患者在服药期间还需要定期检查血、尿常规和肝功能、肾功能等。

5. 治疗过程中为什么要查痰及如何留痰 痰结核菌检查简便易行，准确性高，是判断治疗后细菌是否得到控制、治疗效果好坏最直接的方法。因此，患者必须配合医务人员，定期开展痰结核菌检查。

送检痰标本的质量直接影响检验结果的准确性。请您一定按照下列要求和方法留取合格的痰标本：

（1）留痰方法：清水漱口，深呼吸 2~3 次，用力从肺部深处咳出痰液，将咳出的痰液（3~5ml）留置在痰盒中，拧紧痰盒盖。

（2）复查时，肺结核患者应收集两个痰标本（夜间痰、晨痰）。夜间痰是送痰前一日，患者晚间咳出的痰液；晨痰是患者晨起后咳出的痰液。

（3）合格的痰标本一般为干酪痰、血痰或黏液痰；唾液或口水为不合格标本。当痰标本的体积或性状不符合要求时，需重新留痰送检。

6. 患者如何合理休息及锻炼

（1）休息可减少体力消耗，减少肺脏的活动，有利于延长药物在病变部位存留的时间，以利于病灶组织的修复，促使疾病治愈。患者在急性进展期、中毒症状明显或合并咯血时，必须绝对卧床休息。卧床的重症患者不宜过多读书看报，以减少脑力消耗。当症状减轻后可适当起床活动。患者病情轻、症状少时也应注意休息，以避免病情复发。尽量不去人多、拥挤、有灰尘和废气的公共场所，避免因刺激呼吸道而加重症状。

（2）体能锻炼需根据患者的性别、年龄、病情来确定适宜开展方式。对常见的肺结核患者，建议在治疗有效病情缓解的情况下进行。可采用快步行走、太极拳、慢跑等日常锻炼方式，以无明显气促或咳嗽，休息后感觉舒适为当。患者在体能锻炼过程中注意不要操之过急，应按照循序渐进的原则。运动时间和强度逐渐递增，逐步提高机体免疫力，促进健康逐步恢复。患者在进行体能锻炼的同时，还应密切与药物治疗、环境调节、饮食起居等要素相结合。不能只依赖药物而忽略了阳光与新鲜的空气，也不能仅以体能锻炼取代必要和规则的药物治疗。

7. 肺结核患者急救知识

（1）肺结核患者如出现呼吸困难，胸闷，立即取半卧位。如有氧气在床旁时立即吸氧。

（2）肺结核患者咯血时取头低足高位，将积血尽量轻轻咳出，不要屏气保持呼吸道畅通，并立即就医。

（3）肺结核患者要保持大便通畅，自发性气胸、咯血及心脏疾病患者大便时禁止用力，以免大咯血或心脏猝死等。

8. 肺结核患者感染控制方法　对于处在排菌期的肺结核患者来说，患者在咳嗽、打喷嚏时，会通过飞沫将结核菌传播给周围人。因此，排菌期的肺结核患者要主动采取防护措施进而减少传播他人。

（1）家庭感染控制内容：肺结核为呼吸道传播，患者应每天打开门窗通风多次，每次 10 分钟以上，保持室内空气新鲜。有条件的房间可每周消毒一次。居家隔离治疗期间，患者要保持充足睡眠，生活规律，不与家人同桌共餐。

患者所用物品应与家人分开。床单、被褥、枕头、衣物应经常在阳光下暴晒，每次暴晒 2~4 小时。茶具、餐具、毛巾等应尽量定期煮沸消毒，每次 15~30 分钟。

服药治疗期间的患者妈妈应停止母乳喂养，以避免通过哺乳间接导致孩子药物中毒，同时在日常生活中应注意，不要面对着孩子咳嗽、打喷嚏等，以避免传染孩子。所有的抗结核药品都要放在阴凉干燥和孩子接触不到的地方，避免孩子误食。

痰菌阳性和强化期治疗的肺结核患者，尤其是家中有 5 岁以下儿童、老年人、慢性病患者和免疫抑制剂使用者，患者尽量与家人分室居住，在家戴口罩，避免传染家人。

（2）公众场所感染控制内容：强化期治疗的肺结核患者，因尚在排菌期，所以此时患者尽量做到不外出，不串门，不借用他人的餐具和杯具，必须外出时需佩戴口罩，避免与他人正面交谈，与他人说话时面应侧向一边。

儿童结核病患者治疗期间应在家休息，不要入托、入学，以避免传染他人。

咳嗽、打喷嚏时尽量避开人群，应用纸巾遮住口鼻，使用后的纸巾可做焚烧处理。患者吐痰时，应将痰液吐在纸巾里包好后焚烧，或吐入带盖儿的装有消毒液的容器中。

临时到公共场所用餐的患者,用餐时不要大声说话,用过的碗筷,应主动告诉饮食服务人员,注意将所用碗筷做上标记,单独清洗消毒。

9. 肺患者营养指导 结核病患者是营养不良及营养风险的高危人群。营养不良可导致结核病患者不良的临床结局,如增加结核复发率、并发症,降低生活质量,延长住院时间,增加患者经济负担等。对存在营养不良及营养风险的结核病患者给予合理的营养支持干预,能改善其营养状况,并最终降低结核病复发率、缩短痰菌转阴时间、减轻经济负担。因此,在治疗中应重视患者的营养管理,及时对患者进行常规营养筛查,并对存在营养不良或营养风险者给予合理营养治疗。(关于结核病患者的营养管理详见本书第五章有关内容)

10. 肺患者心理支持 结核病是由结核分枝杆菌引起的、以变态反应为主的慢性传染病,其发生、发展及转归在一定程度上取决于机体免疫功能的变化。由于结核病病程长、住院时间长、药物的不良反应较为严重、长期治疗所带来的经济压力大、社会成员的疏远等因素,结核病患者承受巨大的心理压力,在备受疾病折磨的同时,不可避免地出现心理上的问题,如疑虑、孤独、恐惧、悲观、抑郁、情绪不稳定、易冲动、无所谓等不良心理状态,从而影响机体疾病的治疗和康复。通过与患者交流、观察患者的言谈举止,了解患者的心理特点,根据患者的不同心理、心态、知识层面进行相应的心理疏导,是结核病患者能否面对疾病、坚持规律治疗的保证。

因此,应特别重视给予患者心理情感支持。(关于结核病患者的心理支持详见本书第四章有关内容)

第四节　对密切接触者的健康教育

结核病患者的密切接触者包括结核病患者的家属、朋友、同学、同事,包括同一居室内共同工作、居住和学习的人,以及社区/同村内关系密切的邻居等。涂阳结核病患者具有传染性强,服药周期长等特点,病情稳定的患者以居家服药、定期检查治疗为主。结核病患者密切接触者,尤其是涂阳患者家庭密切接触者被感染的概率较大。提高密切接触者对结核病患者的相关知识,有利于提高结核病患者的治愈率,降低患者耐药和密切接触者感染率的发生。

针对结核病患者的密切接触者的健康教育的目的是要帮助结核病患者,坚持服药治疗和康复;同时注意个人防护,防止自己传染上结核病。

一、健康教育方式

(一)院内咨询服务

患者住院期间,可对患者密切接触者进行集中式咨询培训,采用 PPT 及视频播放方式,内容包括:结核病护理基本常识(咳嗽打喷嚏时如何遮掩口鼻、痰检时间、饮食注意事项、安慰消除焦虑等)、消毒护理技巧(患者生活用品消毒、患者痰液处理方法、患者咯血时紧急处置、居室通风消毒等)。

患者门诊随访期间,可在面对面的人际交流中对重要的注意事项进行讲解和提问,密切接触者回答不清楚的地方,要给予详细的说明和解释。

通过微信公众号等官方媒体及时发送相关结核病防治知识及消毒急救护理短视频,巩固防治相关知识,在患者复查时开展小组讨论活动,分享患者治疗过程中督导体会,总结存在的问题,根据具体需求提出解决方法。

(二)专题健康讲座

1. 基层医疗卫生机构及疾病预防控制机构通过组织健康大讲堂向辖区内的密切接触者传播健康知识。

2. 基层医疗卫生机构及疾病预防控制机构可组织专家对校园内的师生密切接触者进行结核病防治知识的讲解及心理疏导。

(三)健康科普材料

1. 开发专门面向密切接触者的折页、手册、海报、短视频、长图等。

2. 可通过广播、电视、报纸、短信、微信、微博、官网等多种媒体形式传播科普知识。

二、健康教育内容

（一）核心信息

1. 肺结核是我国发病、死亡人数最多的重大传染病之一。

2. 肺结核主要通过咳嗽、打喷嚏传播。

3. 勤洗手、多通风、强身健体可以有效预防肺结核。

4. 咳嗽喷嚏掩口鼻、不随地吐痰可以减少肺结核的传播。

5. 如果咳嗽、咳痰 2 周以上，应及时到医院诊治。

6. 在结核病定点医疗机构对肺结核检查和治疗的部分项目实行免费政策。（在宣传中应明确定点医疗机构名称、联系方式和具体减免项目）

7. 要督促患者按时服药和定期复查，坚持完成规范治疗。

8. 如出现咳嗽、咳痰要及时就诊。

9. 注意房间通风和个人防护。

（二）具体内容

1. 帮助结核病患者坚持服药治疗，保持良好心态　处于疾病状态的人，其生理与心理的需要往往比健康人有更高的需求，研究表明，负性情绪会诱发结核病病情加重，结核病患者的密切接触者在结核病关怀社会支持系统中的角色非常重要，他们每天督导患者服药，提供及时的心理支持干预，可帮助患者摆脱无助、绝望、悲观等不良心境，提高患者的治疗依从性，对患者的治疗成功有着积极的作用。

（1）积极鼓励结核病患者树立信心，明确结核病患者坚持服药，90%以上患者可以治愈；要采取健康生活方式，积极治疗，有助于身体康复，改善生活质量。

（2）鼓励并督促患者每天坚持按时服药，做到亲眼看着患者把药倒入手中，服药进入口里咽下。如果哪一天有其他事情不能看着患者服药，可以让患者用手机实时视频服药。

（3）注意观察患者的服药不良反应症状，治疗期间出现病情加重，如咯血，或药物不良反应引起的严重不适，如恶心、呕吐、腹胀、腹泻、腹痛、过敏反应、视物模糊、皮肤或者巩膜黄染等症状，或出现其他严重情况，及时联系医生,做到早发现,及时到医院就诊。

一些结核病患者服用抗结核药物后,药物不良反应有可能引起情绪和精神上的异常,患者家属要密切观察,尽早察觉并立即联系医生,必要时转诊到相关机构及时诊治。

(4)让患者生活起居规律,保证睡眠充足,避免重体力劳动;有发热、胸痛、咳嗽、呼吸困难、乏力等明显症状时,不建议运动。可在户外多晒太阳,呼吸新鲜空气。

(5)经过规范治疗症状改善后,可在医生指导下进行适量运动,但以不引起劳累和不适为宜。可陪同患者一同聊天、散步、打太极拳,转移患者对结核病的焦虑和注意力,帮助患者保持良好的精神状态。

(6)家属给结核病患者按照营养要求准备高蛋白配餐,保证每天有足够的瘦肉蛋奶、大豆制品等,多吃绿叶蔬菜、水果以及杂粮等,少吃辛辣刺激食物。

(7)劝诫以前有吸烟习惯的结核病患者戒烟,避免接触二手烟;吸烟会加重咳嗽、咳痰、咯血等症状,大量咯血会危及生命。

(8)结核病患者必须戒酒。因为抗结核病的药品本身对肝脏有不同程度的损伤,饮酒会更加重结核病患者的肝脏负担,扩张血管引起咯血。

(9)遵医嘱妥善存放抗结核药物。药品放在阴凉干燥、孩子接触不到的地方。夏天宜放在冰箱的冷藏室。

(10)经常的间断服药、减少药量或者自行停药会增加结核菌对治疗药物的耐药,增加治愈的难度,如不规范治疗,容易产生耐药结核。一旦耐药,治愈率低、治疗费用高、社会危害大。普通结核病的治疗周期是6~8个月,耐多药结核病是18~20个月,治疗期间根据病情需要每个月或每两个月遵医嘱到医院复查。患者家属要注意复查的日期,按时陪同检查。

(11)结核病治愈后就没有传染性了。实际上,结核病患者开始规范治疗2~3周后,一般就没有了传染性;作为结核病患者的密切接触者不应该因为害怕传染上而歧视他,要给予他更多的关心和照顾。

2. 主动接受检查,防治传染 大多数结核病的传染通常发生在传染性患者被发现和规律治疗前期,就是说患者在没有被发现时传播风险最大。因此，一旦发现传染性肺结核患者，其密切接触者应及时到医院进行结核病筛查，以确定是否受到结核菌感染或发病。

（1）对有传染性的结核病患者的密切接触者，首先要进行结核病症状筛查，筛查症状是指咳嗽、咳痰超过两周，或有咯血、血痰等症状。每个密切接触者要进行三次结核病症状筛查，分别是患者确诊后的首次，半年后和一年后。每次结核病症状筛查时告知密切接触者，如自己出现了咳嗽、咳痰、咯血、发热、胸痛等结核病可疑症状后，要尽快到结核病定点医疗机构进行结核病的相关检查。

对于结核菌素皮肤试验强阳性的密切接触者，要建议其进行预防性服药。

（2）去医院探视、陪同结核病患者就诊和复诊，以及进行结核病相关检查的时候应佩戴外科防护口罩。

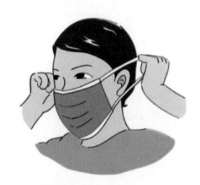

回到家中立刻按照六步洗手法洗手：

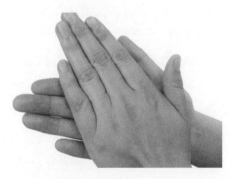

步骤1：取适量肥皂（皂液）均匀涂抹至整个手掌、手背、手指和指缝，首先掌心相对，手指并拢，相互揉搓。

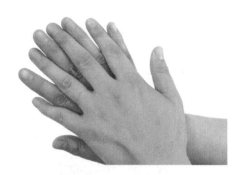

步骤 2：手心对手背沿指缝相互揉搓，交换进行。

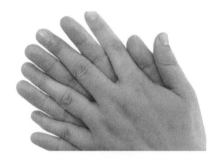

步骤 3：掌心相对，双手交叉指缝相互揉搓。

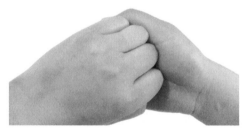

步骤 4：弯曲手指使关节在另一掌心旋转揉搓，交换进行。

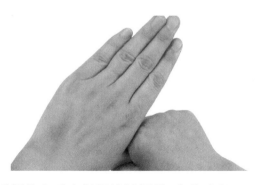

步骤 5：右手握住左手大拇指旋转揉搓，交换进行。

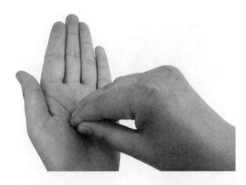

步骤6:将五个指尖并拢放在另一掌心旋转揉搓,交换进行。

(3)在治疗期间,尽量为居家治疗的结核病患者安排单独的房间;注意居室每天要开窗通风,空气质量好的情况下,每天通风2~3次,每次不少于30分钟;做好餐具、衣物等的定期消毒,餐具煮沸30分钟,衣物洗涤时加入消毒液,天气好的时候经常晒被子。

(4)告诉结核病患者有痰时一定要吐出,不随地吐痰,为患者准备有消毒液(如0.5%的84消毒液)的带盖痰盂,不方便时可将痰液吐在消毒湿纸巾或密封痰袋里,然后焚烧处理。

(5)反复嘱咐结核病患者遵守患者的责任和道德义务,通过共同努力让结核病在社区消失。治疗期间一定做好自身的隔离,尽量不去集市、商场、车站等人群密集的公共场所;必须外出时一定佩戴口罩,咳嗽时遵守咳嗽礼仪:咳嗽、打喷嚏时应当避让他人、掩住口鼻。

(6)避免过度劳累,通过经常性的锻炼身体提高自身的免疫力;如果是结核病患者的伴侣,在传染期内减少亲密接触,最好推迟结婚和生育;通常治愈半年后,可以考虑正常妊娠。有关治疗期间的婚姻生育问题,因个体情况差异,请及时咨询结核病患者的主管医生。如果结核病患者的密切接触者是儿童和老年人等易感人群时,要特别注意关注,并采取严格的个人防护措施。

第五节　对大众的健康教育

健康知识和技能的缺乏是影响公众健康的重要因素,《"健康中国

2030"规划纲要》要求加强健康教育、塑造自主自律的健康行为,开展健康知识普及行动作为健康中国重大行动之一。医疗卫生人员是健康科普信息传播的主力军,要了解受众对健康信息需求的心理,了解媒介特性并用好媒介,培养将专业知识技能转化为科普进行传播的能力。社会进入"互联网+"时代,健康科普教育也必须进入"互联网+"时代。

通过对大众的结核病健康教育和社会的广泛宣传,增强大众对结核病的防病意识;同时,在大众了解了结核病传播机制的情况下,做到不歧视结核病患者,给予他们尽可能多的帮助,为患者营造关怀的社会环境。

一、健康教育方式

以世界防治结核病日为契机营造全社会广泛关注结核病防治的宣传氛围,依托"百千万志愿者结核病防治知识传播行动"全年开展传统及互联网模式的健康教育干预措施。

1. 创作类　科普文章、诗歌、顺口溜、视频、相声、课件、微电影等。

2. 设计类　折页、海报、口袋书、身高贴、漫画、手环等。

3. 主题活动类　讲座、沙龙、班会、节目演出,或举行义诊,进行宣传和答疑;健身运动(骑行、健步等)。

4. 关爱类　捐书、义卖、进敬老院、福利院、心理支持、贫困患者关怀。

5. 比赛竞技类　手抄报比赛、知识竞赛、演讲比赛、科普比赛。

6. 媒体互动类　微信、微博、APP、抖音、网络杂志、问卷星。

二、健康教育内容

1. 结核病是严重危害人民群众健康的重大传染病。

(1)结核病以前又叫"痨病",是很古老的传染病,由结核分枝杆菌引起,可以侵犯除指甲、牙齿和头发以外的人体全身多种器官,以肺脏为主,以及气管、支气管结核、结核性胸膜炎,称为肺结核。还可侵犯淋巴结、骨、关节、消化道等,为肺外结核。

(2)结核病在我国法定报告的传染病中发病和死亡数排名在第二

位,我国也是世界上结核病的发病大国,每年的发病数在全球排在第二位。

(3)得了结核病如发现不及时,治疗不彻底,会对健康造成严重危害,甚至可引起呼吸衰竭和死亡,给患者和家庭带来沉重的经济负担。

2. 结核病主要通过呼吸道传播,人人都有可能被感染。

(1)结核病是呼吸道传染病,很容易发生传播。据世界卫生组织报道,目前全球有近 1/3 的人已经感染了结核分枝杆菌。

(2)结核病患者通过咳嗽、咳痰、打喷嚏将结核菌播散到空气中,健康人吸入带有结核菌的飞沫即可能受到感染。

(3)一个在排菌期的传染性结核病患者如果不治疗,一年平均可感染 10~15 名容易发病的人。

(4)当一个人被结核分枝杆菌感染后,如果是抵抗力或者免疫低下等原因,结核分枝杆菌会在他的体内大量繁殖,会发病成为结核病患者。

(5)HIV 感染者、免疫力低下者、糖尿病患者、尘肺病患者、老年人等都是容易发病的人群,应每年定期进行结核病检查。

3. 咳嗽、咳痰 2 周以上,应怀疑得了结核病,要及时就诊。

(1)结核病的常见症状是咳嗽、咳痰,如果这些症状持续 2 周以上,应高度怀疑得了肺结核,要及时到结核病定点医院看病。

(2)结核病还会伴有痰中带血、低烧、夜间出汗、午后发热、胸痛、疲乏无力、体重减轻、呼吸困难等症状。

(3)怀疑得了结核病,要及时到当地结核病定点医疗机构就诊。县(区、旗)、地市、省(自治区、直辖市)等区域均设有结核病定点医疗机构。

4. 不随地吐痰,咳嗽、打喷嚏时掩口鼻,戴口罩可以减少肺结核的传播。

(1)结核病患者咳嗽、打喷嚏时,应避让他人、遮掩口鼻。

(2)居家治疗的结核病患者,应尽量与他人分室居住,保持居室通风,佩戴口罩,避免家人被感染。

(3)结核病可防可治。加强营养,提高人体抵抗力,有助于预防结核病。

5. 规范全程治疗,绝大多数患者可以治愈,还可避免传染他人。

(1)结核病治疗全程为6~8个月,耐药结核病治疗全程为18~20个月。

(2)按医生要求规范治疗,绝大多数结核病患者都可以治愈。自己恢复健康,同时保护家人。

(3)结核病患者如果不规范治疗,容易产生耐药结核病。患者一旦耐药,治愈率低,治疗费用高,社会危害大。

第七章

结核病社区关怀

在结核病患者的诊疗服务链中,社区是重要一环。社区起着承上启下、穿针引线的作用,"承上"需要与各级医疗机构对接,"启下"社区将基层医疗机构工作人员、村医以及结核病患者和家庭紧密连接到一起。以社区为主导,运用创新的手段,提供自下而上的以结核病患者为中心的医疗服务和关怀的综合干预,是世界卫生组织实现遏制结核病战略重要支柱措施。

社区在结核病患者关怀中的作用体现在:结核病可疑症状者出现症状后,社区如何能发挥积极的作用,促使患者尽快就医;患者确诊后,社区如何协助患者保持良好的服药依从性;治疗过程中如何快捷为患者提供日常监测并给予患者鼓励;患者出现药物不良反应之后,如何协助患者及时处理并按时复诊;如何化解患者经济和心理压力以及家人对于传染性疾病的困扰;如何在社区内开展教育,减少结核病患者以及家庭因为疾病受到的歧视;如何促进治愈的患者回归社区;以上的方方面面都需要社区工作者在工作中发挥潜力,运用专业知识和技能,为辖区内的结核病患者提供持续性、及时的支持与关怀。在转介和随访管理结核病患者方面,让患者享受快捷便利服务;弥补患者结核病知识上的不足,提高其对治疗的信心和决心,有效提高治疗依从性和治疗成功率;增加社区群众的结核病知识,营造支持性的社区环境,提高患者及其家庭应对问题的能力,缓解心理压力,减少结核病给患者及其家庭造成的伤害,改善生活质量。

第一节　促进肺结核可疑症状者及早就医

肺结核可疑症状者在出现症状之后,最早会出现在社区,造成肺结患者就诊延误的因素包括缺少健康知识和防病意识,缺少卫生服务的可及性。因此社区需要从改善社区防病意识和增加卫生服务可及性两方面入手促进肺结核可疑症状者及早就医。

一、改善社区群众结核病意识

社区应通过常规宣传、利用世界卫生主题日进行宣传以及通过典型案例宣传的方式,使广大居民和社会了解肺结核病防治基本知识和结核病相关的防治政策。包括社区群众最关心的问题:什么是结核病?我如何知道自己可能得了结核病?我该去哪里检查?如何接受检查,确定自己是否患病?结核病的检查和治疗中哪些项目是免费的?结核病能治好吗?结核病对于我个人和家庭会产生什么影响?我得病之后,我可以从哪些途径寻求帮助?

针对这些社区群众关注的常见问题,社区医生需要接受规范的培训,确保有能力传播让社区群众理解结核病核心知识和政策,并且在理解自己可能得了结核病后,精神和经济上没有顾虑,能主动寻求医疗帮助。

二、多种方式促进肺结核可疑症状者就诊

基层医疗卫生机构可以采用多种方式积极发现肺结核患者,促进肺结核可疑症状者及时就医,为有可疑症状的患者创造便捷的就医环境,减少结核病诊断延误。包括:

1. 通过乡村干部推荐,企业、学校等重点场所监测推介、基层医疗机构门诊发现辖区居民肺结核可疑症状者。对发现肺结核患者的乡村医生实行报病补助。

2. 在社区内开展肺结核患者密切接触者的追踪和检查,密切观察结核病患者的家庭成员,出现肺结核可疑症状督促其及时就诊。

3. 协助疾控机构开展老年人、糖尿病以及入学新生等结核病高危人群的主动筛查工作。

基层医疗卫生机构的医务人员对有呼吸道症状患者,要保持足够的警惕性,特别是咳嗽、咳痰时间在 2 周及以上的就诊者,医生要详细了解

症状发生的时间,持续时间。有无明显诱发"伤风感冒"的诱因,如季节变换、不合适增减衣物、洗澡洗头着凉等。有没有自服抗生素(非喹诺酮类和氨基糖苷类药物),如服用,服用何抗生素,症状有无改善。有无吸烟史,慢性支气管炎及其他呼吸道疾病病史。家庭及生活范围内有无已知的肺结核患者,有无肺结核患者的密切接触史。是否是结核病高危人群,如糖尿病、硅肺、艾滋病、慢性营养不良、长期使用免疫抑制剂等高危人群。

部分基层医疗卫生机构对结核病诊断能力不足,加之肺结核的症状与其他呼吸道疾病症状相似,导致患者得不到及时诊断延误病情。基层医疗卫生机构可以通过创新的手段,例如移动互联网、远程医疗、人工智能读取胸片等信息化技术的应用,可以尽早让肺结核可疑症状者在社区获得疾病的初步判断,将结核病的医疗服务能力下沉到乡镇,为有可疑症状的患者创造便捷的就医环境,提高医疗服务的可及性。

第二节　规范肺结核可疑症状者推介和转诊行为

基层医疗卫生机构能够开展影像学检查,要先对可疑症状者进行影像学筛查,一旦发现肺结核疑似患者,再将患者转诊至县(区)级结核病定点医疗机构。若基层医疗卫生机构不能开展影像学检查,则将可疑症状者推介至县(区)级结核病定点医疗机构进行结核病检查。尽早识别出肺结核可疑症状者,做好推介是基层医疗卫生机构一项非常重要的工作。

基层医疗机构推介和转诊行为主要体现在以下几个方面:

1. 基层医疗机构发现肺结核或疑似肺结核患者后,要开展结核病防治知识的宣传教育,使其了解及时诊治的重要性,并转诊到结核病定点医疗机构。

2. 基层医疗卫生机构人员在对病原学阳性肺结核患者开展第一次入户随访时,要对患者的密切接触者进行症状筛查,要将发现的肺结核可疑症状者转诊到结核病定点医疗机构接受结核病检查。对首次检查排除了结核病诊断的密切接触者,应在首次筛查后半年、1 年时对其进行症状筛查,发现有肺结核症状者立即推介至县(区)级结核病定点医疗机构接受结核病检查。

3. 基层医疗卫生机构对辖区内有肺结核可疑症状的 65 岁及以上老年人进行肺结核可疑症状筛查,尤其是具有高危因素(如既往结核病患者、低体重营养不良者、免疫抑制剂使用者等)的老年人进行胸部影像学检查,对发现的肺结核可疑症状者,及时进行推介或转诊至县(区)级结核病定点医疗机构进行结核病检查(图 7-1)。

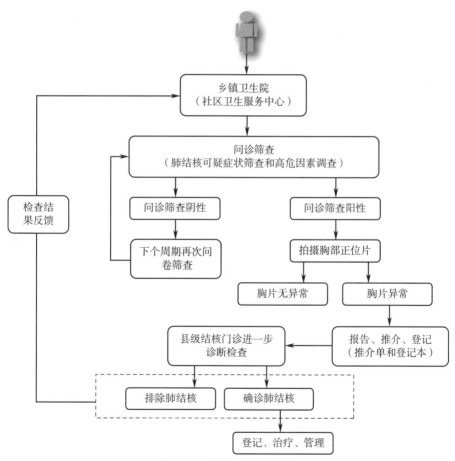

图 7-1 肺结核病筛查流程

4. 对辖区内管理的糖尿病患者,基层医疗卫生机构在开展随访时,要对有肺结核可疑症状的患者进行筛查和健康教育。将发现的肺结核可疑症状者及时推介或转诊至县（区）级结核病定点医疗机构进行结核病检查。

通过培训社区医生和社区，使社区医生掌握规范的专业知识，在推介和转诊过程中，需要向结核病可疑症状者介绍清楚推介和转诊目的、就诊医疗机构、进一步检查的内容及意义、应采取的感染控制措施。

可以通过"互联网＋结核病防治工作"模式，为患者与县区级结核病定点医院之间搭建快捷就诊通道，为患者在县区级结核病定点医院就诊提供在线预约，就诊前一天与患者电话联系，再次确认就诊时间，优先为结核病可疑症状者安排诊疗，减少患者就医等待时间，创造便捷快速的就医通道。预约当日，社区医务人员需与县区级结核病定点医院结核科人员确定可疑症状者就诊情况，同时关注最终诊断结果。

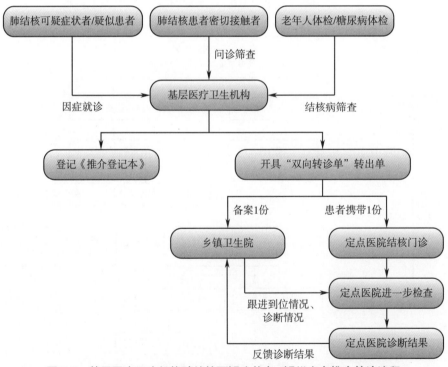

图 7-2　基层医疗卫生机构肺结核可疑症状者／疑似患者推介转诊流程

第三节 社区随访关怀

肺结核患者一旦在县级定点医院确诊,会经县(区)疾控中心/定点医疗机构通知患者所在辖区的基层医疗卫生机构,患者住院期间由定点医疗机构负责管理,出院转入门诊后通知基层医疗机构落实居家服药治疗期间的访视管理。

如果全疗程服药,大多数肺结核都可以治愈,良好的服药依从性是患者战胜病魔,治愈结核病的关键。然而此时,对于生活在社区的肺结核患者,尽管服药之后,肺部症状会有缓解,但抗结核药服药周期长,有时会出现不良反应,同时,由于患病的原因,患者生活环境包括人际关系、工作以及经济等都会发生变化,给患者带来了生理和心理的双重压力。这些压力可能都会影响患者无法保持良好的治疗依从性。

因此,社区随访关怀的意义就在于通过乡村医生、基层社区关怀人员等为结核病患者创造支持性的环境,提供持续性、及时的支持与关怀,帮助患者对疾病本身有正确的认识,弥补患者结核病知识上的不足,使其充分理解遵医嘱服药保证服药依从性的重要性,并通过医生,患者的家属、同事、朋友积极鼓励和关爱患者,鼓励患者有更好的心态积极勇敢面对疾病,提高患者及其家庭应对问题的能力,缓解心理压力,减少结核病给患者及其家庭造成的伤害。

一、社区随访主要工作内容

1. 为结核病患者及其家庭提供咨询,帮助结核病患者掌握与治疗密切相关的全面正确的结核病知识和技能。

2. 接到县(区)疾控中心或定点医疗机构肺结核患者管理通知后,要在72小时内开展第一次入户随访和日常面对面/电话随访管理;评估结核病患者治疗依从性,随访监测患者规律服药情况。可采用能即时监控患者服药情况的管理手段,如手机APP或电子药盒等进行服药的管理与监控。对于服药依从性差的患者,可以培训家庭督导员、社区志愿者或者村医督导方法,使其掌握督导服药要求,核对剩余药量、服药记录,判定漏服情况,询问漏服原因,进一步督促患者,与患者、家属共同努力提高抗结核治疗依从性,提醒、追踪患者按时复诊、复查。

3. 监测患者服药后症状及体征变化,要向患者说明药品种类、服药方法,抗结核药物可能出现的不良反应,自我观察及处理。嘱咐患者一旦出现不良反应要及时报告医生。轻微不良反应,例如胃肠道反应和关节痛等,可观察并指导患者继续用药。如发生严重不良反应,应嘱患者立即停药,到上级医疗卫生机构诊治,同时按药物不良反应报告规范进行报告。如患者存在危急情况,则紧急转诊。减少因药物不良反应、丢失、治疗失败等不良停止治疗事件发生,提高患者抗结核治疗成功治疗率。

4. 通过开展患者居住环境的感染控制评估,促进患者及其家属理解与支持感染控制,指导患者和家庭进行痰液处理、咳嗽礼仪、个人防护、通风换气、衣物被褥晾晒等,减少结核病家庭内传播。

5. 口头对家庭密切接触者进行肺结核可疑症状询问,对发现的可疑症状者及时筛查、推介和转诊,早期发现家庭内患者。

6. 协助患者在治疗期间得到家人的关心与支持,加强家庭督导员支持与帮助患者的能力,为结核病患者提供心理支持。评估影响患者治疗心理、情感、社会、精神等方面的需求,提供必要支持。

7. 告知患者随访复诊的时间,为其提供预约,督促患者按时随访检查和取药。如果患者从本辖区常住地迁出或发生跨区域流动(离开常住地超过 1 个月)时,协助患者到定点医疗机构结核门诊和疾控中心做转出登记,并协调后续治疗管理。

8. 结案评估,完成肺结核患者家庭访视关怀记录。

二、社区关怀工作人员应具备的素质

社区关怀工作人员应接受完整的社区结核病患者管理培训,能读写并理解随访记录表等,熟练使用随访工具,包括手机 APP 或电子药盒等服药监控工具,并能指导患者使用,有结核病患者管理工作经验,具备一定的结核病防治专业知识,有良好的关怀和支持技能,能够提供专业服务和建议;有良好的沟通和交流技巧;尊重患者及其家属的决定,对家访了解到的家庭和个人隐私严格保密,工作人员应签署社区随访保密协议;能够站在结核病患者和家属的角度考虑问题,不评判、歧视、畏惧结核病患者,理解患者和其家庭的处境;愿意到结核病患者家面对面了解、倾听患者的问题、困难,愿意帮助患者解决问题、困难;愿意作为患者和家属的代言人,努力为他们争取必要的服务和支持,并尽力与歧视斗争。

三、为结核病患者及家庭提供关怀的主要内容

1. 回答常见的结核病问题 患病后,患者会有很多问题需要咨询,常见问题包括:我如何知道自己得了结核病? 肺结核是如何诊断的? 肺结核如何传播? 肺结核遗传吗? 肺结核能治好吗? 我能享受到哪些结核病患者减免政策? 如果痰菌检查阴性了,是不是就可以停药了? 为什么要坚持治疗? 中间忘记服药了,对治疗效果有影响吗? 为什么服药后胃肠道不舒服? 治疗过程中我需要注意些什么?

社区工作者需要有能力响应结核病患者及其家庭提出的问题,为其提供相关的咨询,正确的向患者传递结核病防治知识,使之充分认识到结核病"可防、可治,不可怕",只要坚持正规治疗,绝大多数肺结核患者是可以治愈的;普通患者服用抗结核药物一个月左右,传染性一般会消失。消除患者对疾病的恐慌心理。明确告知规范诊疗的重要性及中断治疗会导致治疗失败,形成难治、耐药病例,甚至死亡,治疗费用也会增加几十倍甚至上百倍等,引起患者对自身疾病的重视。根据患者身体状况,对患者予以生活指导,包括饮食起居、戒烟限酒、适当锻炼等生活习惯和生活方式。

社区医生要平时多和患者沟通,并总结患者及其家属常见的问题,多积累相关知识。

2. 结核病的预防与感染控制指导 当家里出现结核病患者以后,结核病患者的家人会对结核病的传染性感到焦虑。社区医生需要指导患者的家人,加强锻炼,提高自身抵抗力,同时建议最好做到与肺结核患者分餐、分房、分床睡。肺结核患者尽量避免与小孩、老年人或家中免疫力弱

的人有密切接触,不要近距离大声说话。患病期间不要随地吐痰,在家庭里面吐痰时,可吐到装有"84液"广口加盖玻璃瓶中,或者吐到卫生纸上焚烧。同时加强室内通风,促进空气流通,减少房间内空气中的结核菌浓度和数量;夏秋季经常性开窗通风;冬春季早、中、晚各开窗通风至少半小时以上,非通透房间延长通风时间 1 小时以上。通过消毒来杀灭空气中的结核菌。患者的衣物,被褥要经常晾晒,阳光中的紫外线可有效杀死结核菌。确保家中的婴幼儿接种卡介苗预防重症结核的出现。同时指导患者咳嗽、打喷嚏时应用臂弯或纸巾掩住口鼻,转头避免正对他人。告知患者患病期间尽量不乘用公共交通工具,如公共汽车,火车、飞机等。尽量减少到人群聚集场所,尤其避免聚集打牌,打麻将等。在佩戴口罩、勤洗手以及家庭消毒等方面要给结核病患者及家庭正确的指导(图 7-3)。

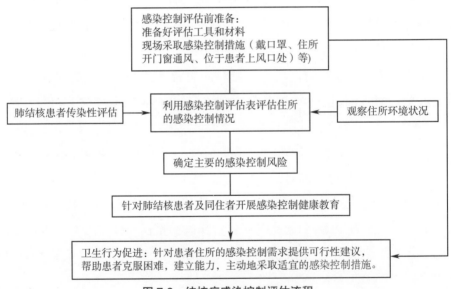

图 7-3 结核病感染控制评估流程

3. 结核病患者的营养与饮食指导 结核病一种慢性消耗性的疾病,有时会出现结核中毒症状,如发热(低热)、盗汗、消瘦等,多数结核病患者在患病期间会处于营养失衡的状态,这会严重影响到患者的治疗和恢复。科学饮食与每天坚持服药同样重要。社区医生应建议结核病患者食用高热量、高蛋白、高维生素,高膳食纤维,低脂肪的食物,如:各种肉类、豆类、蛋类、奶及奶制品、蔬菜、水果等(相关指导详见结核病营养章节)。

4. 结核病患者的日常生活指导 结核病患者及家庭也会就日常生活问题向社区医生进行咨询,比如学生,治疗期间是否需要停课,何时可以复课? 对于工作人员,何时能够返回到工作岗位? 治疗期间是否能抽烟饮酒? 是否可以怀孕? 等等一系列问题。作为社区医生,也要平时对于类似问题多收集多积累,给出科学的让患者信服的答案。

5. 为结核病患者提供社会支持 结核病患者也会关心贫困救助,同伴等信息,社区医生也要了解此方面的相关资源,要了解和明确告知患者可享受的当地医疗报销政策、民政医疗救助政策;可享受的国家和当地政府的结核病减免等惠民政策;必要时协助或指导患者办理"门诊慢病"报销手续;对符合当地民政救助或慈善救助条件的患者,积极协助或指导其办理有关手续,尽早享受有关救助政策;对因结核病导致贫困的患者,积极协助申请民政或慈善救助,对于落实患者"交通营养费"政策的地区,基层管理人员应积极为符合条件的患者争取。尽量为患者对接各种资源,提供社会支持。

四、社区随访关怀流程与频率

县级结防机构负责督导、培训、指导、考核和评估社区随访关怀工作。按照《中国结核病预防控制工作技术规范(2020版)》要求,对所辖乡镇、村级开展社区随访关怀工作督导、现场培训。乡镇卫生院/社区卫生服务中心负责培训、指导、督促考核村级开展社区随访关怀工作,对于由医务人员督导服药的患者,医务人员至少每月记录1次对患者的随访评估结果;对于由家庭成员、智能辅助工具、志愿者等督导的患者,基层医疗卫生机构要在患者的强化期或注射期内每10天随访1次,继续期或非注射期内每1个月随访1次。耐药患者要求每次服药均由村医面视下监督服药,注射期由乡镇卫生院或村卫生室提供免费注射服务(图7-4)。

督导内容包括督促村级按规定频率对在治肺结核患者开展社区随访关怀,了解社区随访关怀工作中存在问题、困难并讨论解决。核对、反馈管理肺结核患者登记信息和患者随访检查结果。与患者面对面交流,核

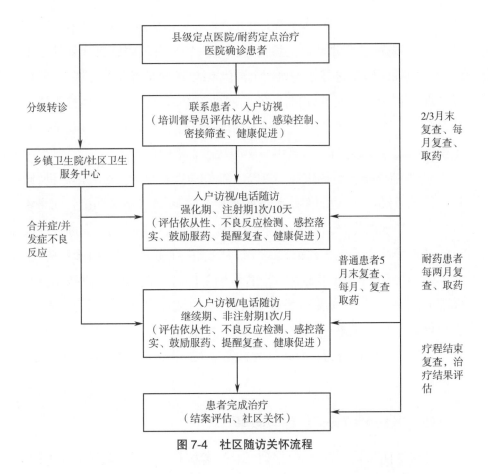

图7-4 社区随访关怀流程

查村级"结核病患者家庭访视关怀记录"填写规范和开展社区随访关怀质量评估。

五、结核病患者回归社区

由于结核病具备传染性的特点,加上人们对结核病防治知识了解不全面,社会和家庭对结核病患者产生了一定的歧视态度,这种歧视让结核病患者产生强烈的耻辱感,患者能够获得邻里民间组织、社会团体等的社会支持较低,不利于治愈的结核病患者重新开始生活和工作。为消除社会对结核病患者的歧视态度,帮助治愈的结核病患者顺利返回社会,我们不但与患者沟通时,要注意交流方式,还要尽力在社区营造支持患者回归社会的环境。在与患者沟通交流时,言语和蔼、耐心倾听及解答问题;给予患者更多的同情、关心和照顾，不要歧视；在患者不希望医生或者志愿者来家里访视时，可以约到村医室等，注意尊重患者的隐私。

同时要通过宣传使社区群众理解结核病患者治疗后短时间内传染性会消失，减少群众对结核病的恐惧，消除对结核病患者的歧视。在企业层面，社区要支持企业为治愈的结核病患者提供公平合理的工作机会，不能存在歧视内容或行为，并为患者提供法律支持。教职员工和学生患病复学／课后，主动接纳患者重返学校。

社区可定期邀请治愈患者参与社区活动，向社区居民讲述自己的心理历程，这样既可增强在治结核病患者的信心和意志，用正确的心态来面对逆境，达到互相帮助、互相安慰的作用，也能促进社区群众更好地了解结核病，使社区群众认识到结核病是常见病，人人都有感染和发病的可能，结核病是可以治愈的，患者治愈后可以正常生活、工作。

附录1 疾病预防控制机构在结核病
患者关怀中的主要工作任务

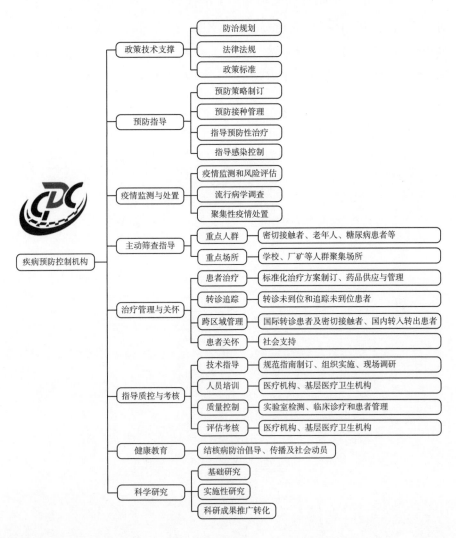

附录 2　医疗机构在结核病患者
关怀中的主要工作任务

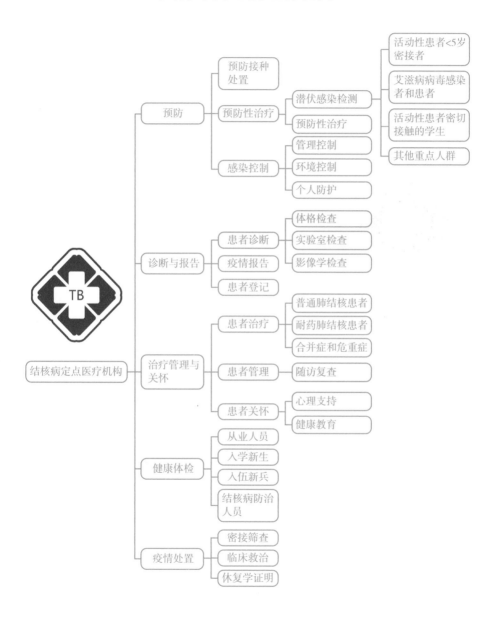

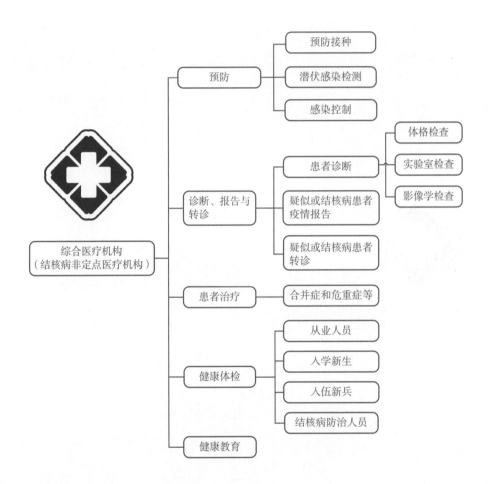

附录 3　基层医疗卫生机构在结核病患者关怀中的主要工作任务

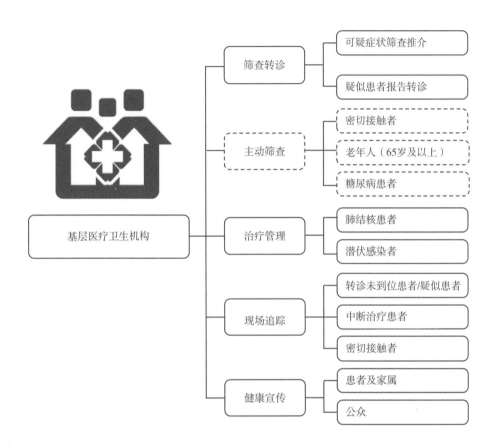

附录 4　结核病患者心理状况自评量表

（一）心理状况自评表 1（抑郁自评量表 SDS）评分

1. 评分方法　题目评分顺序为 1、2、3、4。其中 2、5、6、11、12、14、16、17、18、20 题为反向评分,评分顺序为 4、3、2、1。

2. 分数计算

总粗分 =20 个项目的各个得分相加

标准分 = 总粗分 ×1.25 的整数部分

3. 结果分析

（1）SDS 总粗分的正常上界为 41 分，分值越低状态越好。

（2）我国的 SDS 标准分≥50 为抑郁症状（中国常模）。

轻度抑郁：53~62；中度抑郁：63~72；重度抑郁：>72

（二）心理状况自评表 2（焦虑自评量表 SAS）**评分**

1. 评分方法　评分顺序为 1、2、3、4。第 5、9、13、17、19 题为反向评分，评分顺序为 4、3、2、1。

2. 分数计算

粗分 =20 个项目的各个得分相加

SAS 标准分 = 粗分 × 1.25 的整数部分

3. 结果分析　标准分（中国常模）

轻度焦虑：50~59；中度焦虑：60~69；重度焦虑：≥70

心理状况自评表 1（SDS）

填表注意事项：下面有 20 条文字，请仔细阅读每一条，把意思弄明白，然后根据您最近一星期的实际情况在适当的方格里画一个"√"，每一条文字后有 4 个格，表示：没有或很少时间；小部分时间；相当多时间；绝大部分或全部时间。

序号	类别	没有或很少时间	小部分时间	相当多时间	绝大部分或全部时间	分值	工作人员评定
1	我觉得闷闷不乐，情绪低沉	☐	☐	☐	☐		☐
2	我觉得一天之中早晨最好	☐	☐	☐	☐		☐
3	我一阵阵哭出来或觉得想哭	☐	☐	☐	☐		☐
4	我晚上睡眠不好	☐	☐	☐	☐		☐
5	我吃的跟平常一样多	☐	☐	☐	☐		☐
6	我与异性密切接触时和以往一样感到愉快	☐	☐	☐	☐		☐
7	我发觉我的体重在下降	☐	☐	☐	☐		☐

续表

序号	类别	没有或很少时间	小部分时间	相当多时间	绝大部分或全部时间	分值	工作人员评定
8	我有便秘的苦恼	☐	☐	☐	☐		☐
9	我的心跳比平时快	☐	☐	☐	☐		☐
10	我无缘无故地感到疲乏	☐	☐	☐	☐		☐
11	我的头脑跟平常一样清楚	☐	☐	☐	☐		☐
12	我觉得经常做的事情并没有困难	☐	☐	☐	☐		☐
13	我觉得不安而平静不下来	☐	☐	☐	☐		☐
14	我对将来抱有希望	☐	☐	☐	☐		☐
15	我比平常容易生气激动	☐	☐	☐	☐		☐
16	我觉得作出决定是容易的	☐	☐	☐	☐		☐
17	我觉得自己是个有用的人,有人需要我	☐	☐	☐	☐		☐
18	我的生活过得很有意思	☐	☐	☐	☐		☐
19	我认为如果我死了别人会生活得好些	☐	☐	☐	☐		☐
20	平常感兴趣的事,我仍然照样感兴趣	☐	☐	☐	☐		☐

心理状况自评表 2(SAS)

填表注意事项:下面有 20 条文字,请仔细阅读每一条,把意思弄明白,然后根据您最近一星期的实际情况在适当的方格里画一个"√",每一条文字后有 4 个格,表示:没有或很少时间;小部分时间;相当多时间;绝大部分或全部时间。

序号	类别	没有或很少时间	小部分时间	相当多时间	绝大部分或全部时间	分值	工作人员评定
1	我觉得比平常容易紧张和着急	☐	☐	☐	☐		☐
2	我无缘无故地感到害怕	☐	☐	☐	☐		☐
3	我容易心里烦乱或觉得惊恐	☐	☐	☐	☐		☐
4	我觉得我可能将要发疯	☐	☐	☐	☐		☐

序号	类别	没有或很少时间	小部分时间	相当多时间	绝大部分或全部时间	分值	工作人员评定
5	我觉得一切都很好,也不会发生什么不幸	☐	☐	☐	☐		☐
6	我手脚发抖打颤	☐	☐	☐	☐		☐
7	我因为头痛、头颈痛和背痛而苦恼	☐	☐	☐	☐		☐
8	我感到容易衰弱和疲乏	☐	☐	☐	☐		☐
9	我觉得心平气和,并且容易安静坐着	☐	☐	☐	☐		☐
10	我觉得心跳得很快	☐	☐	☐	☐		☐
11	我因发一阵阵头晕而苦恼	☐	☐	☐	☐		☐
12	我有晕倒发作,或觉得要晕倒似的	☐	☐	☐	☐		☐
13	我吸气、呼气都感到很容易	☐	☐	☐	☐		☐
14	我的手脚麻木和刺痛	☐	☐	☐	☐		☐
15	我因为胃痛和消化不良而苦恼	☐	☐	☐	☐		☐
16	我常常要小便	☐	☐	☐	☐		☐
17	我的手脚常常是干燥温暖的	☐	☐	☐	☐		☐
18	我脸红发热	☐	☐	☐	☐		☐
19	我容易入睡,并且一夜睡得很好	☐	☐	☐	☐		☐
20	我做噩梦	☐	☐	☐	☐		☐

附录5 评估问卷

结核病患者知识行为调查问卷

调查日期:___年___月___日 调查人姓名:___ 审核人姓名:___

心理支持活动前填写

个人信息

1. 患者分类:☐①新涂阳 ☐②复治涂阳 ☐涂阴 ☐未查痰

2. 患者性别:☐①男 ☐②女

3. 患者年龄:☐①≤20 ☐② 21~30 ☐③ 31~40 ☐④ 41~50

□⑤ >50

4. 文化程度: □①文盲　　□②小学　　□③初中　　□④高中 / 中专
　　□⑤大专及以上

5. 婚姻状况: □①未婚　　□②在婚　　□③离异　　□④丧偶

6. 户籍: □①本省市　　□②外省市

知、信、行调查(以下均为单选题)

1. 在肺结核病的治疗期间,需要查几次痰?
　□①1次　　□②2次　　□③3次　　□④不知道

2. 治疗结核病一般需要多长时间?
　□①2月　　□②4月　　□③6~8月　　□④不知道

3. 治疗2个月时症状完全消失是否可以停药?
　□①可以停药　　□②不能停药　　□③不知道

4. 传染性结核病患者在传染性消失之前,需要注意什么?
　□①不到人群聚集的场所　　□②不要对他人咳嗽
　□③不要随地吐痰　　□④以上都对

5. 服药后身体出现难以忍受的反应怎么办?
　□①停药　　□②询问医生　　□③继续吃药　　□④不知道

6. 您得病后的感受如何
　□①心情还算愉悦　　□②心情一般　　□③心情不好

心理支持活动后填写

知、信、行调查(以下均为单选题)

1. 在肺结核病的治疗期间,需要查几次痰?
　□①1次　　□②2次　　□③3次　　□④不知道

2. 治疗结核病一般需要多长时间?
　□①2月　　□②4月　　□③6~8月　　□④不知道

3. 治疗2个月时症状完全消失是否可以停药?
　□①是,可以停药　　□②不能停药　　□③不知道

4. 传染性结核病患者在传染性消失之前,需要注意什么?

☐①不到人群聚集的场所　　☐②不要对他人咳嗽

☐③不要随地吐痰　　☐④以上都对

5. 服药后身体出现难以忍受的反应怎么办?

☐①停药　　☐②询问医生　　☐③继续吃药　　☐④不知道

6. 您参加活动后的感受如何?

☐①心情还算愉悦　　☐②心情一般　　☐③心情不好

满意度调查

1. 您对团体治疗支持活动的总体感觉如何?

☐①非常满意　　☐②满意　　☐③一般　　☐④不太满意

☐⑤完全不满意

2. 您觉得今天的活动是否达到了您预期的收获?

☐①是　　☐②还行　　☐③没有,原因_____

3. 如果再参加这样的活动,您还希望获得哪些方面的支持_____

附录 6　定性访谈提纲

一、患者小组访谈

(一) 参加过团体治疗支持活动的患者

一名主持人,一名记录者,准备 1~2 支录音笔。

开场白:大家好,很高兴见到各位。我知道前段时间,大家都参加了结核病心理支持的小组活动。今天我们聚在一起,是想和大家聊一聊关于心理支持小组活动的话题。我们先来自我介绍一下,说说自己的姓名、来自哪。先从我开始,我叫……,来自……

提纲:

1. 前段时间,大家都参加了一次结核病心理的小组活动。大家是如何看待这种小组活动？

2. 参加完治疗支持活动后,大家感受如何？ 觉得有收获吗？

3. 大家对活动带领者有哪些看法？（他的态度如何？ 您对这次带领者的表现满意程度如何？ 如果 5 分是最高,1 分最低,你给他打几分？）

4. 大家对活动的准备和组织及服务感觉如何？ 还有那些需要改进的地方？

5. 大家觉得参加此类活动有困难吗？ 有哪些困难？

6. 对这样的活动大家还希望我们做什么？ 有什么想法和建议吗？

（二）参加过个体电话咨询的患者

一名主持人,一名记录者,准备 1~2 支录音笔。

开场白:大家好,很高兴见到各位。我知道前段时间,大家都接受过结核病医生（或者心理咨询师）的电话。今天我们聚在一起,是想和大家聊一聊关于电话咨询的话题。我们先来自我介绍一下,说说自己的姓名、来自哪。先从我开始,我叫……,来自……

提纲:

1. 前段时间,大家都接受过一次电话咨询。大家都是治疗多长时间（治疗第几个月）后接到医生的电话的？ 这次电话大约有多长时间？ 给你打电话的医生你认识吗？

2. 大家是如何看待这次电话咨询的?

3. 接完电话后,您感受如何？ 有收获吗？（心情有没有改善）

4. 总的来说,大家对给你打电话的医生有哪些看法？（你认为他的态度如何？ 他关心你吗？ 你对这次电话医生的表现满意程度如何？ 如果 5 分是最高,1 分最低,你给他打几分？）

5. 您还愿意接收这样的电话吗？ 希望通过电话能获得哪些帮助？

6. 对这样的活动大家还希望我们做什么？ 有什么想法和建议吗？

二、工作人员访谈

开场白:大家好,很高兴见到各位。各位都从事过为结核病患者提供心理支持的活动,我想和大家聊聊和有关的话题。我们先来自我介绍一下,说说自己的姓名、来自哪。先从我开始,我叫……,来自……

提纲:

1. 您参与给患者提供治疗支持的工作了吗? 是团体治疗支持,还是电话心理支持? 治疗支持工作好开展吗? 有哪些体会? 存在哪些困难,怎么克服的?

2. 您认为患者对团体治疗支持活动的接受程度如何?(如果 5 分制,5 分为非常满意,1 分为非常不满意,您认为应该打几分?)您认为患者对团体治疗支持活动的满意程度如何?(如果 5 分制,5 分为非常满意,1 分为非常不满意,您认为应该打几分?)

3. 您认为患者对电话心理支持活动的接受程度如何?(如果 5 分制,5 分为非常满意,1 分为非常不满意,您认为应该打几分?)您认为患者对电话心理支持活动的满意程度如何?(如果 5 分制,5 分为非常满意,1 分为非常不满意,您认为应该打几分?)

4. 您认为对于团体小组活动和电话个体咨询这两种方式,患者更愿意接受哪种? 为什么?

5. 您认为对结核病患者开展心理支持的角色,门诊医生与专业的心理咨询师,哪个更适合?

6. 通过本次试点,您认为对结核病患者治疗支持工作是否可以成为日常工作? 为什么? 团体小组活动和电话咨询,哪种形式比较适合成为日常模式?

7. 您还有哪些建议愿意和我们分享?

附录 7 肺结核患者一周食谱（高蛋白食谱）

		周一		周二
早餐	豆包	面粉 60g,红小豆 15g,红糖 5g	麻酱花卷	面粉 75g
	豆浆	200ml	豆浆	200ml
	煮鸡蛋	60g	煮鸡蛋	60g
	拌圆白菜丝	圆白菜 100g	黄瓜拌双耳	黄瓜 75g,双耳 25g
加餐	苹果	200g	桃	200g
午餐	米饭,窝头	大米 50g,玉米面 50g	二米饭	大米 50g,小米 50g
	砂锅豆腐	豆腐 100g,鸡肉 25g,海米、火腿各 5g	肉片腐竹油菜	肉片 25g,腐竹 25g,油菜 100g
	素烧茄子	茄子 200g,西红柿 50g	西红柿炒圆白菜	西红柿 50g,圆白菜 150g
	酱牛肉	牛肉 75g	酱肘肉	瘦猪肘肉 75g
加餐	酸奶	125ml	酸奶	125ml
晚餐	煮水饺	面粉 100g,瘦猪肉 50g,菠菜 200g	烙饼	面粉 100g
	盐水肝	猪肝 75g	木须肉	肉片 50g,鸡蛋半个,黄瓜 75g,黄花、木耳各 5g
	杂菜丝汤	青菜 50g	香菇小白菜,乌鸡冬瓜汤	鲜香菇 50g,小白菜 100g,乌鸡 50g,冬瓜 100g
睡前	牛奶,苏打饼干	牛奶 200ml,面粉 25g	牛奶,苏打饼干	牛奶 200ml,面粉 25g
营养成分		总热量 2 452kcal,蛋白质 137g,脂肪 80g,碳水化合物 317g		总热量 2 415kcal,蛋白质 118g,脂肪 86g,碳水化合物 312g

续表

餐次	周三		周四	
早餐	椒盐花卷	面粉75g	馒头	面粉75g
	豆浆	200ml	豆浆	200ml
	煮鸡蛋	60g	煮鸡蛋	鸡蛋60g
	绿豆芽拌豆皮	绿豆芽85g,豆皮15g	白萝卜丝拌莴笋	白萝卜50g,莴笋50g
加餐	猕猴桃	200g	鸭梨	200g
午餐	米饭	大米100g	米饭,蒸红薯	大米50g,红薯100g
	焖肉片	肉片100g,黄瓜50g,木耳10g	肉片菠菜	肉片25g,菠菜150g
	西红柿炒菜花	西红柿50g,菜花100g	西红柿茄丁	西红柿50g,茄丁100g
	素炒生菜	生菜150g	红烧鸡块	鸡腿150g
加餐	酸奶	125ml	酸奶	125ml
晚餐	玉米面菜饼,馒头	玉米面50g,面粉50g,蔬菜50g	素饼	面粉100g
	红烧鲤鱼	鲤鱼100g	肉片西葫芦	肉片75g,西葫芦150g
	清炒芥蓝,鸡蛋黄瓜汤	芥蓝150g,鸡蛋半个,黄瓜50g	豆腐丝炒豆芽,清蒸草鱼	豆腐丝50g,绿豆芽150g,草鱼100g
睡前	牛奶,苏打饼干	牛奶200ml,面粉25g	牛奶,苏打饼干	牛奶200ml,面粉25g
营养成分	总热量2 239kcal,蛋白质113g,脂肪72g,碳水化合物309g		总热量2 402 kcal,蛋白质131g,脂肪89g,碳水化合物287g	

续表

餐次	周五		周六	
早餐	馒头	面粉 75g	紫米发糕	面粉 50g，紫米面 25g
	豆浆	200ml	豆浆	200ml
	煮鸡蛋	60g	煮鸡蛋	60g
	菠菜拌腐竹	菠菜 75g，腐竹 25g	香干拌芹菜	芹菜 75g，香干 25g
加餐	哈密瓜	200g	橙子	200g
午餐	金银卷	面粉 75g，玉米面 25g	米饭，馒头	大米 50g，玉米面 50g
	红烧牛肉萝卜	牛肉 150g，萝卜 100g	香菇黄瓜	鲜香菇 50g，黄瓜 100g
	西红柿炒圆白菜	西红柿 50g，圆白菜 100g	清炒生菜	生菜 150g
	清炒西蓝花	西蓝花 100g	京酱肉丝	猪里脊 100g，葱丝 50g
加餐	酸奶	125ml	酸奶	125ml
晚餐	米饭	大米 100g	椒盐花卷	面粉 100g
	香菇冬瓜	鲜香菇 50g，冬瓜 100g	油豆腐菜心	油豆腐 50g，菜心 150g
	肉片香干芹菜	肉片 25g，香干 50g，芹菜 100g	鸡丝青红椒豆芽	鸡丝 50g，青红椒 25g，绿豆芽 150g
	丸子白菜汤	瘦肉馅 50g，白菜 50g	清蒸鳕鱼	鳕鱼 75g
睡前	牛奶，苏打饼干	牛奶 200ml，面粉 25g	牛奶，苏打饼干	牛奶 200ml，面粉 25g
营养成分	总热量 2 295kcal，蛋白质 128g，脂肪 71g，碳水化合物 304g		总热量 2 290kcal，蛋白质 123g，脂肪 75g，碳水化合物 300g	

续表

			周日	每日烹调用油:30g
早餐	花卷	面粉75g		
	豆浆	200ml		
	煮鸡蛋	60g		
	拌黄瓜	黄瓜100g		
加餐	苹果	200g		
午餐	米饭,煮老玉米	大米75g,老玉米200g		
	红烧牛肉萝卜	牛肉100g,白萝卜100g		
	素炒苦瓜	苦瓜100g		
	豆腐白菜	北豆腐50g,白菜100g		
加餐	酸奶	125ml		
晚餐	包子	面粉100g,猪肉馅50g,香菇10g,西葫芦200g		
	油菜木耳	油菜100g,木耳15g		
	鲫鱼汤	鲫鱼100g		
睡前	牛奶,苏打饼干	牛奶200ml,面粉25g		
营养成分	总热量2 324kcal,蛋白质119g,脂肪66g,碳水化合物335g			

附录 8　肠梗阻缓解期食谱

食谱一	
早餐:7:00	浓米汤 100ml
加餐:9:00	安素 1 勺(9.3g)
午餐:11:00	冲藕粉(藕粉 15g)
加餐:14:00	安素 1 勺(9.3g)
晚餐:17:00	冲杏仁茶(杏仁霜 15g)
加餐:20:00	安素 2 勺(18.6g)
营养成分分析	总热量 288kcal,蛋白质 6g,脂肪 6g,碳水化合物 50g
食谱二	
早餐:7:00	米汤蒸蛋羹(米汤 50ml,鸡蛋 30g)
加餐:9:00	安素 2 勺(18.6g)
午餐:11:00	冲藕粉加蛋白粉(藕粉 25g,乳清蛋白粉 6g)
加餐:14:00	安素 2 勺(18.6g)
晚餐:17:00	冲杏仁霜,蒸嫩蛋羹(杏仁霜 25g,鸡蛋 30g)
加餐:20:00	安素 2 勺(18.6g)
营养成分分析	总热量 546kcal,蛋白质 23g,脂肪 14g,碳水化合物 82g
食谱三	
早餐:7:00	浓米汤加安素(米汤 120ml、安素 3 勺)
加餐:9:00	蒸嫩蛋羹(鸡蛋 50g)
午餐:11:00	龙须面鸡蛋汤(龙须面 25g,鸡蛋 25g)
加餐:14:00	安素 3 勺(27.9g)
晚餐:17:00	冲藕粉加蛋白粉(藕粉 25g,蛋白粉 12g)
加餐:20:00	安素 3 勺(27.9g)
营养成分分析	总热量 801kcal,蛋白质 38.5g,脂肪 30g,碳水化合物 95g
食谱四	
早餐:7:00	大米粥泥加蛋白粉(大米 30g,蛋白粉 6g)
加餐:9:00	安素 4 勺(安素 37.2g)
午餐:11:00	鸡蛋面片汤(面粉 25g,鸡蛋 20g)

续表

食谱四	
加餐:13:00	牛奶冲藕粉(藕粉 25g,牛奶 100ml)
加餐:15:00	安素 4 勺(安素 37.2g)
晚餐:17:00	豆腐脑,小蛋糕(豆腐脑 150ml,面粉 10g,鸡蛋 5g,白糖 3g)
加餐:19:00	安素 4 勺(安素 37.2g)
加餐:21:00	脱脂酸奶,苏打饼干(酸奶 100ml,苏打饼干 20g)
营养成分分析	总热量 1 189kcal,蛋白质 45g,脂肪 36g,碳水化合物 174g

注:需要时烹调油 5g。肠梗阻缓解期:肠蠕动开始,胃肠减压管拔出,进食清流食及肠内低渣营养制剂,仍以静脉营养为主。根据患者腹部症状,与临床大夫及时沟通后调整摄入量。

附录 9 肠梗阻稳定恢复期食谱

食谱一	
早餐:7:00	小馄饨,煮嫩鸡蛋,面包(精瘦肉馅 25g,面粉 75g,嫩碎菜 50g,鸡蛋 50g)
加餐:9:00	安素 5 勺(安素 46.5g)
午餐:11:00	熘鱼片,鲜香菇烩西葫芦,鸡蛋嫩菜汤,软米饭(鱼片 75g,鲜香菇 50g,西葫芦 100g,鸡蛋 20g,嫩菜叶 50g,大米 75g)
加餐:13:00	酸奶,饼干(酸奶 100ml,饼干 20g)
加餐:15:00	安素 5 勺(安素 46.5g)
晚餐:17:00	鸡丝汤面(鸡丝 50g,面粉 75g,嫩菜 150g)
加餐:20:00	安素 6 勺(安素 55.8g)
全日烹调油	20g
营养成分分析	总热量 2 133kcal,蛋白质 92.5g,脂肪 63g,碳水化合物 306g
食谱二	
早餐:7:00	大米粥,肉松,煮嫩鸡蛋,发糕,拌嫩菜(大米 25g,肉松 10g,鸡蛋 50g,面粉 50g)
加餐:9:00	安素 3 勺(27.9g)
午餐:11:00	精肉嫩菜水饺,西红柿豆条汤(肉馅 50g,白菜叶 100g,面粉 75g,西红柿 50g,豆腐 50g)
加餐:13:00	酸奶,面包(酸奶 100g,面包片 20g)

食谱二	
加餐:15:00	安素 3 勺,苹果泥(安素 27.9,苹果 100g 无酸味)
晚餐:17:00	清炖小排骨(烂),虾仁冬瓜,软米饭(排骨肉 75g,冬瓜 200g,虾仁 15g,大米 75g)
加餐:20:00	安素 6 勺(安素 55.8g)
营养成分分析	总热量 2 071kcal,蛋白质 91.5g,脂肪 60g,碳水化合物 299g
食谱三	
早餐:7:00	豆腐脑,煮嫩鸡蛋,麻将蒸饼,伴嫩菠菜木耳(豆腐脑 200ml,鸡蛋 50g,面粉 50g,菠菜 75g,木耳少许)
加餐:9:00	酸奶,煮水果,苏打饼干(酸奶 125ml,水果 100g,面粉 20g)
午餐:11:30	包子,鸡蛋碎菜汤,盐水肝(去筋)(瘦猪肉馅 50g,面粉 75g,胡萝卜 75g,鸡蛋 20g,碎嫩菜 50g,猪肝 50g)
加餐:14:00	牛奶冲藕粉(牛奶 200ml,藕粉 25g)
晚餐:17:00	红烧鲈鱼,西红柿炒丝瓜,乌鸡冬瓜汤,软米饭(鲈鱼 150g,西红柿 50g,丝瓜 150g,乌鸡 20g,冬瓜 25g,大米 100g)
加餐:20:00	安素 6 勺(安素 55.8g)
全日烹调油	25g
营养成分分析	总热量 2 211kcal,蛋白质 109g,脂肪 68g,碳水化合物 295g
食谱四	
早餐:7:00	肉末大米粥,煮嫩鸡蛋,发糕(肉末 15g,大米 30g,嫩菜叶 50g,鸡蛋 50g,面粉 50g)
加餐:9:00	酸奶,面包片(酸奶 125ml,面粉 20g)
午餐:11:30	清蒸鸡腿鲜香菇,西红柿菜花,软米饭(鸡腿肉 100g,鲜香菇 50g,西红柿 50g,菜花 100g,大米 75g)
加餐:14:00	酸奶,香蕉,饼干(酸奶 125ml,香蕉 50g,饼干 20g)
晚餐:17:00	虾仁油菜,酱肘肉,青菜豆条汤,馒头(生肘肉 100g,虾仁 20g,青菜 150g,北豆腐 50g,面粉 75g)
加餐:19:00	安素 6 勺,馒头干(安素 55.8g,面粉 25g)
全日烹调油	20g
营养成分分析	总热量 2 223kcal,蛋白质 104g,脂肪 65g,碳水化合物 310g

注:肠结核病情稳定进入恢复期,饮食可以过渡到高蛋白、低脂肪、少渣软饭。

附录 10　糖尿病合并结核重症患者食谱（1 400kcal）

周一	
早餐:7:00	玉米面粥,鸡蛋西葫芦软饼(玉米面 25g,鸡蛋 60g,西葫芦 30g,面粉 25g)
加餐:9:00	雅培益力佳营养配方粉[雅培益力佳营养配方粉 26g(专用勺 3 勺,添加 100ml 温水冲)]
午餐:11:00	馄饨,小紫米面发糕(面粉 50g,瘦肉馅 35g,嫩叶菜 75g)
加餐:14:00	无糖酸奶(无糖酸奶 125ml)
晚餐:17:00	鸡泥丸子汤面,丝瓜炒嫩豆腐(鸡肉 35g,嫩菜叶 50g,面粉 50g,丝瓜 50g,嫩豆腐 50g)
加餐:20:00	无糖酸奶,全麦面包(无糖酸奶 125ml,全麦面包 50g)
营养成分分析	总热量 1 360kcal,蛋白质 64g,脂肪 45g,碳水化合物 225g
周二	
早餐:7:00	无糖酸奶,煮嫩鸡蛋,小芝麻烧饼(无糖酸奶 125ml,鸡蛋 60g,面粉 50g,麻酱 3g,芝麻 2g)
加餐:9:00	雅培益力佳营养配方粉[雅培益力佳营养配方粉 26g(专用勺 3 勺,添加 100ml 温水冲)]
午餐:11:00	余丸子冬瓜汤,馒头,西红柿茄丁(瘦猪肉馅 50g,冬瓜 50g,面粉 50g,西红柿 25g,茄子 100g)
加餐:14:00	无糖酸奶(无糖酸奶 125ml)
晚餐:17:00	香菇薄片炒菜心,清蒸鲈鱼,软米饭(香菇 10g,嫩菜心 100g,鲈鱼 75g,大米 50g)
加餐:20:00	雅培益力佳营养配方粉[雅培益力佳营养配方粉 26g(专用勺 3 勺,添加 100ml 温水冲)]
营养成分分析	总热量 1 389kcal,蛋白质 70g,脂肪 47g,碳水化合物 182g
周三	
早餐:7:00	玉米糁粥,黄瓜鸡蛋软饼(玉米糁 25g,鸡蛋 60g,面粉 25g,黄瓜 30g)
加餐:9:00	雅培益力佳营养配方粉[雅培益力佳营养配方粉 26g(专用勺三勺,添加 100ml 温水冲)]

	周三
午餐:11:00	清蒸小鸡泥丸子白菜心底,鸡蛋西红柿汤,软二米饭(鸡肉35g、白菜心50g、鸡蛋30g、西红柿50g、大米25g、小米25g)
加餐:14:00	无糖酸奶(无糖酸奶125ml)
晚餐:17:00	小水饺,豆腐汤(面粉50g,瘦猪肉25g,西葫芦100g,菜50g,北豆腐50g)
加餐:20:00	无糖酸奶,苏打饼干(无糖酸奶125ml,苏打饼干25g)
营养成分分析	总热量1 366kcal,蛋白质61g,脂肪47g,碳水化合物182g
	周四
早餐:7:00	紫米粥,蒸蛋羹,馒头(大米15g,紫米15g,鸡蛋60g,面粉50g)
加餐:9:00	西红柿(熟西红柿150g)
午餐:11:00	肉末烩嫩豆腐西葫芦丁,乌鸡冬瓜汤,紫米面发糕(肉末15g,嫩豆腐75g,西葫芦50g,乌鸡25g,冬瓜50g,面粉40g,紫米面10g)
加餐:14:00	无糖酸奶(无糖酸奶125ml)
晚餐:17:00	西红柿茄子丁,鱼丸子嫩菜汤,西葫芦鸡蛋软饼(西红柿25g,茄子100g,鱼肉50g,嫩菜叶50g,西葫芦30g,面粉25g,鸡蛋60g)
加餐:20:00	无糖酸奶,全麦面包(无糖酸奶125ml,全麦面包50g)
营养成分分析	总热量1 340kcal,蛋白质68g,脂肪46g,碳水化合物186g
	周五
早餐:7:00	小米粥,西红柿鸡蛋软饼(小米25g,西红柿30g,鸡蛋60g,面粉25g)
加餐:9:00	雅培益力佳营养配方粉[雅培益力佳营养配方粉26g(专用勺3勺,添加100ml温水冲)]
午餐:11:00	汆鸡肉丸子龙须面,西葫芦丁炒嫩豆腐(鸡肉35g,龙须面50g,嫩油菜叶100g,西葫芦50g,豆腐50g)
加餐:14:00	无糖酸奶,全麦面包(无糖酸奶125ml,全麦面包50g)
晚餐:17:00	肉末萝卜丝,鲫鱼汤,软米饭(肉末15g,萝卜100g,鲫鱼肉50g,大米50g)
加餐:20:00	雅培益力佳营养配方粉[雅培益力佳营养配方粉26g(专用勺3勺,添加100ml温水冲)]
营养成分分析	总热量1 426kcal,蛋白质68g,脂肪44g,碳水化合物195g

周六	
早餐:7:00	肉末粥,馒头,蒸鸡蛋羹(肉末 15g,碎青菜 50g,鸡蛋 60g,面粉 50g)
加餐:9:00	雅培益力佳营养配方粉[雅培益力佳营养配方粉 26g(专用勺 3 勺,添加 100ml 温水冲)]
午餐:11:00	清蒸狮子头,西红柿炒茄丁,馒头(瘦肉馅 50g,西红柿 50g,茄丁 100g,面粉 50g)
加餐:14:00	无糖酸奶(无糖酸奶 125ml)
晚餐:17:00	肉末丝瓜,鱼丸子汤,软米饭(肉沫 25g,丝瓜 150g,鱼肉 35g,嫩菜叶 50g,大米 50g)
加餐:20:00	无糖酸奶,全麦面包(无糖酸奶 125ml,全麦面包 50g)
营养成分分析	总热量 1 427kcal,蛋白质 69g,脂肪 44g,碳水化合物 184g
周日	
早餐:7:00	燕麦粥,黄瓜鸡蛋软饼(燕麦片 25g,面粉 25g,鸡蛋 60g,黄瓜 30g)
加餐:9:00	雅培益力佳营养配方粉[雅培益力佳营养配方粉 26g(专用勺 3 勺,添加 100ml 温水冲)]
午餐:11:00	肉末韧豆腐嫩菜叶,紫米面发糕(肉末 25g,韧豆腐 75g,嫩叶菜 75g,面粉 40g,紫米面 10g)
加餐:14:00	无糖酸奶(无糖酸奶 125ml)
晚餐:17:00	清蒸鲈鱼,鸡丝炒西葫芦,软米饭(鲈鱼 75g,鸡丝 15g,西葫芦 100g,大米 50g)
加餐:20:00	无糖酸奶,苏打饼干(无糖酸奶 125ml,饼干 25g)
营养成分分析	总热量 1 391kcal,蛋白质 71g,脂肪 47g,碳水化合物 179g

附录 11 糖尿病合并结核病食谱套餐 A（1 800kcal）

	周一		周二	
早餐	金银卷	面粉 35g、玉米面 15g	麻酱花卷	面粉 50g、油 0.5g
	牛奶	200ml	牛奶	200ml
	煮鸡蛋	60g	煮鸡蛋	60g
	拌圆白菜丝	圆白菜 100g、香油 0.5g	黄瓜拌双耳	黄瓜 75g、双耳 25g、香油 0.5g
午餐	米饭、红豆窝头	大米 40g、玉米面 45g、红豆 5	二米饭	大米 40g、小米 50g
	鸡丝香菇黄瓜	鸡丝 25g、鲜香菇 25g、黄瓜 100g、油 5g	肉片白菜冻豆腐	肉片 25g、白菜叶 200g、豆腐 50g、油 8g
	银耳西蓝花	银耳 20g、西蓝花 150g		
	红烧排骨	排骨 150g		
晚餐	椒盐发面饼	面粉 100g、油 1g	虾仁冬瓜	虾仁 20g、冬瓜 200g、油 8g
	肉片西葫芦	肉片 50g、西葫芦 150g、油 10g	紫米面馒头	面粉 50g、紫米面 50g
	腐竹炒油菜	腐竹 30g、油菜 150g、油 5g	肉片鲜蘑黄瓜	肉片 25g、鲜蘑 150g、黄瓜 25g、油 8g
			素炒菠菜木耳	菠菜 150g、木耳 20g、油 5g
			红烧牛肉	牛肉 100g
睡前	酸奶	125ml	酸奶	125ml
营养成分	总热量 1 816kcal、蛋白质 93g、脂肪 62g、碳水化合物 229g		总热量 1 761kcal、蛋白质 95g、脂肪 57g、碳水化合物 227g	

续表

餐次	周三		周四	
早餐	椒盐烧饼	面粉 50g，油 0.5g	麻将干层饼	面粉 50g
	牛奶	200ml	牛奶	200ml
	煮鸡蛋	60g	煮鸡蛋	鸡蛋 60g
	小白菜拌豆腐丝	小白菜 85g，豆腐丝 25g，香油 0.5g	白萝卜丝拌莴笋	白萝卜 50g，莴笋 50g，香油 0.5g
午餐	红豆米饭	大米 65g，红豆 25g	玉米渣大米米饭	玉米渣 50g，大米 40g
	番茄炒菜花	番茄 50g，菜花 150g，油 8g	肉片奶白菜	肉片 25g，奶白菜 200g，油 8g
	肉片莴笋	肉片 25g，莴笋 150g，10g	西红柿茄丁	西红柿 30g，茄丁 150g，油 5g
	清蒸鳕鱼	鳕鱼 100g，油 2g	清炖鸡块	鸡腿 100g
晚餐	玉米面菜饼	玉米面 75g，面粉 25g，蔬菜 50g，油 2g	莜麦面花卷	面粉 60g，莜麦面 30g
	余丸子冬瓜	瘦肉馅 75g，冬瓜 150g，油 1g	肉片豆腐干西葫芦	肉片 25g，豆腐干 50g，西葫芦 150g，油 10g
	醋烹豆芽	绿豆芽 250g，油 5g	扒牛肉条青菜底	牛肉 75g，油菜 150g，油 5g
睡前	酸奶	125ml	酸奶	125ml
营养成分	总热量 1 776kcal，蛋白质 94g，脂肪 65g，碳水化合物 217g		总热量 1 795kcal，蛋白质 89g，脂肪 70g，碳水化合物 216g	

餐次	周五		餐次	周六	
早餐	馒头	面粉50g	早餐	紫米发糕	面粉及紫米面共50g
	牛奶	200ml		牛奶	200ml
	煮鸡蛋	60g		煮鸡蛋	60g
	菠菜拌腐竹	菠菜100g,腐竹25g,香油0.5g		香干拌芹菜	芹菜75g,香干25g,香油0.5g
午餐	金银卷	面粉65g,玉米面25g	午餐	米饭,窝头	大米40g,玉米面50g
	肉片魔芋小白菜	肉片50g,魔芋50g,小白菜100g,油8g		香菇黄瓜	鲜香菇50g,黄瓜100g,油5g
	鸡蛋炒西红柿	鸡蛋30g,西红柿200g,油8g		木耳炒菠菜	木耳20g,菠菜150g,油5g
	二米饭	大米40g,小米50g		清蒸丸子	瘦猪肉馅100g,油0.5g
	香菇冬瓜	鲜香菇25g,冬瓜200g,油5g		椒盐花卷	面粉100g,油0.5g
晚餐	鸡丝炒胡萝卜圆白菜(放酱油)	鸡丝25g,胡萝卜10g,圆白菜125g	晚餐	鸡丝青红椒豆芽	鸡丝50g,青红椒25g,豆芽150g,油10g
	清蒸鳕鱼	鳕鱼110g,油2g		肉丝韧豆腐菜心	肉丝25,韧豆腐100g,菜心100g,油8g
睡前	酸奶	125ml	睡前	酸奶	125ml
营养成分	总热量1 866kcal,蛋白质92g,脂肪72g,碳水化合物219g		营养成分	总热量1 858kcal,蛋白质90g,脂肪69g,碳水化合物228g	

续表

		周日	
早餐	花卷	面粉 50g，油 0.5g	每日烹调用油 30g
	牛奶	200ml	
	煮鸡蛋	60g	
	拌黄瓜	黄瓜 100g，香油 0.5g	
午餐	米饭，煮老玉米	大米 65g，老玉米 200g	
	鸡丝炒苦瓜	鸡丝 25g，苦瓜 150g，油 10g	
	醋熘圆白菜	圆白菜 175g，油 5g	
	红烧牛肉	牛肉 100g	
晚餐	葱花卷	面粉 100g，油 0.5g	
	肉片扁豆	肉片 50g，扁豆 150g，油 10g	
	香干油菜木耳	香干 50g，油菜 100g，木耳 20g，油 5g	
睡前	酸奶	125ml	
营养成分	总热量 1 799kcal，蛋白质 93g，脂肪 63g，碳水化合物 227g		

参 考 文 献

1. WORLD HEALTH ORGANIZATION. Global tuberculosis report 2020. Geneva：WHO/CDS/ TB/2020.15.

2. UKWAJA KN，ALOBU I，GIDADO M，et al. Economic support intervention improves tuberculosis treatment outcomes in rural Nigeria. Int J Tuberc Lung Dis，2017，21（5）：564-570.

3. 王黎霞，成诗明，周林 . 中国结核病患者关怀手册 . 北京：北京大学医学出版社，2012.

4. 国家卫生健康委疾病预防控制局，医政医管局，基层卫生健司 . 中国结核病预防控制工作技术规范，2020-04.

5. 中国健康教育中心 . 健康教育处方（2020 年版）. 北京：人民卫生出版社，2020.

6. 李亮，李琦 . 结核病治疗学 . 北京：人民卫生出版社，2013.

7. 中华人民共和国国家卫生和计划生育委员会 . WS 288—2017 肺结核诊断 . 2017-11-09.

8. 成诗明，周林 . 基层医疗卫生机构人员结核病防治培训教材 . 北京：人民卫生出版社，2019.

9. 唐神结 . 临床结核病学 . 北京：人民卫生出版社，2011.

10. 许琳 . 结核病患者社区随访与关怀操作手册 . 昆明 . 云南出版集团，2016.

11. 杨凤池 . 咨询心理学 . 北京：人民卫生出版社，2007.

12. 初乃惠，高微微 . 结核病合并相关疾病 . 北京：北京科学技术出版社，2017.

13. 王仲元 . 结核病临床教程 . 北京：化学工业出版社，2016.

14. 王黎霞，陈明亭 . 中国结核病防治规划系列 健康促进手册 . 2 版 . 北京：人民军医出版社，2012.

15. 王陇德，马冠生 . 营养与疾病预防——医护人员读本 . 北京：人民卫生出版社，2015.

16. 孙长颢 . 营养与食品卫生学 . 8 版 . 北京：人民卫生出版社，2017.

17. 中国医师协会 . 临床诊疗指南 . 肠外肠内营养学分册 . 北京：人民卫生出版社，2009：88-89.

163

18. 中国医师协会.临床技术操作规范.临床营养科分册.北京:人民军医出版社,2011:94-96.

19. 田本淳.健康教育与健康促进实用方法.2版.北京:北京大学医学出版社,2014.7.

20. 屠德华,万利亚,王黎霞.现代结核病控制理论与实践.2版.北京:军事医学科学出版社,2013.3.

21. 王黎霞.耐多药肺结核患者/患者家属健康教育基层医生实用手册.北京:中国协和医科大学出版社,2011.5.

22. 王黎霞,成诗明.2010年全国第五次结核病流行病学抽样调查报告.中国防痨杂志,2012,34(8):485-508.

23. WORLD CARE COUNCIL. The Patients' Charter for Tuberculosis Care. 2006.

24. BOZZETTI F,ARENDS J,LUNHOLM K,et al. ESPEN Guidelines on Parenteral Nutrition:non-suigical oncology,Clin Nutr,2009,28(4):445-454.

25. ARENDS J,BODOKY G,BOZZETTI F,et al. ESPEN Guidelines on Enteral Nutrition:non-suigical oncology,Clin Nutr,2006,25(2):245-259.

26. WORLD HEALTH ORGANIZATION. Latent tuberculosis infection:updated and consolidated guidelines for programmatic management. WHO/CDS/TB/2018.4.

27. 《中国防痨杂志》编辑委员会,中国医疗保健国际交流促进会结核病防治分会基础学组和临床学组.现阶段结核抗体检测在我国临床应用的专家共识.中国防痨杂志,2018,40(1):9-13.

28. TB CARE I. International Standards for Tuberculosis Care,Edition TB CARE I,The Hague,2014.